Guidelines for
Diagnosis and Treatment of Ovarian Cancer
with Combination of Traditional Chinese Medicine and Western Medicine

卵巢癌
中西医结合诊疗指南

主编 卢雯平 王建六

U0189469

中国科学技术出版社
·北 京·

图书在版编目（CIP）数据

卵巢癌中西医结合诊疗指南 / 卢雯平，王建六主编 . 北京：中国科学技术出版社，2024. 11. -- ISBN 978-7-5236-1140-1

Ⅰ . R737.31-62

中国国家版本馆 CIP 数据核字第 20247AV597 号

策划编辑	靳　婷　延　锦	
责任编辑	靳　婷	
文字编辑	延　锦	
装帧设计	佳木水轩	
责任印制	徐　飞	

出　　版	中国科学技术出版社	
发　　行	中国科学技术出版社有限公司	
地　　址	北京市海淀区中关村南大街 16 号	
邮　　编	100081	
发行电话	010-62173865	
传　　真	010-62179148	
网　　址	http://www.cspbooks.com.cn	

开　　本	880mm × 1230mm　1/16	
字　　数	90 千字	
印　　张	3.75	
版　　次	2024 年 11 月第 1 版	
印　　次	2024 年 11 月第 1 次印刷	
印　　刷	北京盛通印刷股份有限公司	
书　　号	ISBN 978-7-5236-1140-1/R · 3378	
定　　价	48.00 元	

编委会名单

冯　利　中国医学科学院肿瘤医院

张丽梅　中国中医科学院广安门医院

范秀华　中国中医科学院广安门医院

李　鹤　上海仁济医院

韩凤娟　黑龙江中医药大学附属第一医院

宋恩峰　武汉大学人民医院

程志强　中日友好医院

段　微　北京妇产医院

李占林　河北北方学院附属第一医院

綦惠娟　赤峰学院附属医院

邱瑞瑾　北京中医药大学东直门医院

工作组　崔永佳　中国中医科学院广安门医院

郝志晔　中国中医科学院广安门医院

姜奕慈　北京核工业医院

马　丹　武汉大学人民医院

梅荷婷　中国中医科学院广安门医院

万亮琴　北京市鼓楼中医医院

王雅楠　中国中医科学院广安门医院

王一同　首都医科大学附属北京佑安医院

闫会苓　山东省济宁市第一人民医院

张冬妮　中国中医科学院广安门医院

张梦凡　中国中医科学院广安门医院

张炜玄　中国中医科学院广安门医院

张一弛　中国中医科学院广安门医院

卓至丽　中国中医科学院广安门医院

内容提要

　　编者在循证基础上概述了卵巢上皮性癌现代医学诊断、治疗的现状和方法，制订了围术期不良反应（伤口不愈合、肠梗阻/肠粘连、淋巴囊肿）中医药管理、西药全身系统治疗（如化疗、靶向治疗）相关不良反应（消化道反应、骨髓抑制、周围神经病变、脱发、高血压、手足皮肤不良反应）的中医药管理、晚期卵巢癌的中医辨病辨证维持治疗及卵巢癌伴随焦虑、癌因性疲乏的中医管理指南。

　　本书层次清楚，特点在于立足临床，中西医融通、理论与临床紧密联系，具有较强的科学性、规范性及实用性，旨在规范卵巢癌中西医结合的诊断、治疗，弥补指导性文件空缺状况，为临床医师提供中西医结合的标准化处理策略与方法，全面提高中西医结合治疗卵巢癌的临床疗效和科研水平，促进与国际学术发展接轨。

　　本书涵盖了中医肿瘤内科、西医妇瘤科、针灸科、护理、循证医学等各学科，适用于卵巢癌（ICD-11：2C73.0）的中西医结合诊疗，同时卵巢上皮性癌的生物学行为及治疗原则均适用于上皮性输卵管癌和原发性腹膜癌，可供各级医院肿瘤科的中医（中西医结合）执业医师及经过中医培训的西医临床执业医师阅读参考，亦可供相关护理人员和药师借鉴。

序

卵巢癌是妇科生殖系统常见恶性肿瘤，其死亡率位居妇科恶性肿瘤之首。卵巢癌患者往往面临 3 个 70% 的"魔咒"：70% 的患者发现时已是晚期；70% 的晚期初治患者接受标准治疗后仍可能在 2～3 年内复发；70% 的患者 5 年内死亡。要打破这三个"魔咒"，早期诊断、规范诊治和长程管理十分重要。面对卵巢癌防治的严峻现状，须积极融汇中医、西医各自学科优势，探索中西医联合全程干预卵巢癌的新疗法，提高卵巢癌综合防治疗效，为女性健康做出积极努力。

卵巢癌的中西医结合治疗遵从"杂合以治，各得其所宜"，中西医通过综合手段对卵巢癌进行治疗，为患者带来更好的生存获益。随着科技的进步、新治疗方法的涌现，肿瘤患者有更多的治疗选择，中西医结合也面临新的挑战。

本书可以发挥沟通中、西医的媒介作用，强调融合中西医优点，全程管理，防治结合，使患者得到更完善的中西医治疗。全书内容全面、详细、准确、易于掌握，结合表格更具实用性，可为专业领域内的人士提供参考，是一部难能可贵的参考书和工具书。本书的各位编者均系本领域的知名专家和学科带头人，经验丰富，在卵巢癌诊疗领域建树颇丰。各位专家倾情奉献，追求卓越，定可为广大肿瘤临床医生提供中西医结合治疗卵巢癌的有益参考，共同推动卵巢癌诊疗水平的提升。

中国中医科学院广安门医院　朴炳奎

前　言

　　卵巢癌是一种起源于卵巢或输卵管的原发性恶性肿瘤，在妇科恶性肿瘤中，其致死率居第一位，2022 年我国卵巢癌新发患者 61 060 例，死亡人数为 32 646 例。上皮性卵巢癌约占 90%，其起病隐匿、早期常无特殊症状，约 70% 的卵巢癌患者确诊时已属晚期，卵巢癌的发病与女性一生中排卵数量、家族史、基因易感性、年龄等多因素相关。

　　卵巢癌在古医籍中可见于"肠覃、癥瘕、积证、积聚"的描述，中医药治疗卵巢癌具有悠久的历史，尤其是近年来，随着众多较高水平循证医学研究的逐步开展，探索出了中医药与手术、化疗、靶向治疗等相结合的治疗规律，明确了中西医结合治疗卵巢癌的途径与方法，显示了以整体观和辨证论治为核心思想的传统中医药与现代医学结合可以发挥中西医各自优势。

　　《卵巢癌中西医结合诊疗指南》的编撰，参照了国际国内最新临床实践指南的制订方法，在相关法律法规和技术文件指导的框架下进行，通过检索梳理中西医治疗卵巢癌文献和现代研究成果，基于循证医学证据，在符合中医药理论的原则基础上，经过中西医卵巢肿瘤领域相关专家广泛多次论证而形成，旨在规范卵巢癌的中西医结合的诊断、治疗，为临床医师提供中西医结合的标准化处理策略与方法，全面提高中西医结合治疗卵巢癌的临床疗效和科研水平，促进与国际学术发展接轨。

衷心感谢中华中医药学会、中国民族医药学会肿瘤分会、中国中医药研究促进会中西医多学科肿瘤防治专业委员会、中国抗癌协会中西医整合卵巢癌专业委员会各位领导、同道给予的指导、支持和帮助，感谢编委会全体专家呕心沥血为指南编写献力，衷心感谢中国科学技术出版社的大力支持。本书的出版凝聚了大家的辛劳与智慧，相信会得到广大相关领域医生的关注。愿与各位同道为我国肿瘤事业继续努力，不负韶华。愿广大卵巢癌患者通过合理的诊疗，生活得更有质量、更具幸福感。

我们期待得到大家宝贵的反馈意见，并将在更新时认真考虑、积极采纳合理建议，保持指南的科学性、公正性和时效性。

中国中医科学院广安门医院　卢雯平
北京大学人民医院　王建六

编写说明

本指南参照《标准化工作导则第 1 部分：标准化文件的结构和起草规则》（GB/T 1.1-2020）、《世界卫生组织指南制定手册》《文后参考文献著录规则》（GB/T 7714-2015）、《中国制订 / 修订临床诊疗指南的指导原则（2022 版）》的规定起草。

请注意本指南的某些内容可能涉及专利。本指南的发布机构不承担识别专利的责任。

本指南由中国中医科学院广安门医院提出。

本指南由中华中医药学会归口。

【编写背景】

卵巢癌是一种起源于卵巢或输卵管的原发性恶性肿瘤，在妇科恶性肿瘤中，其死亡率居第一位，2022 年我国卵巢癌新发患者 61 060 例，死亡人数为 32 646 例。上皮性卵巢癌约占 90%，其起病隐匿、早期常无特殊症状，约 70% 的卵巢癌确诊时已属晚期，卵巢癌的发病与女性一生中排卵数量、家族史、基因易感性、年龄等多因素相关。

卵巢、输卵管在古医籍中归属于"胞络"，是络于胞宫的组织，为女子胞的附属组织。卵巢癌在古医籍中可见于"肠覃、癥瘕、积证、积聚"的描述，中医药治疗卵巢癌具有悠久的历史，尤其是近年来，随着众多较高水平循证医学研究的逐步开展，探索出中医药与手术、化疗、靶向治疗等相结合的治疗规律，明确了中西医结合治疗卵巢癌的途径与方法，显示了以整体观和辨证论治为核心思想的传统中医药与现代医学结合可以发挥中西医各自优势，扬长避短。

《卵巢癌中西医结合诊疗指南》的编撰，参照了国际国内最新临床实践指南的制订方法，在相关法律法规和技术文件指导的框架下进行，通过检索梳理中西医治疗卵巢癌文献和现代研究成果，基于循证医学证据，在符合中医药理论的原则基础上，经过中西医卵巢肿瘤专家广泛多次论证而形成。本指南 2022 年 8 月 16 日在国际实践指南平台登记（注册号：PREPARE-2022CN467）；旨在规范卵巢癌的中西医结合的诊断、治疗，为临床医师提供中西医结合的标准化处理策略与方法，全面提高中西医结合治疗卵巢癌的临床疗效和科研水平，促进与国际学术发展接轨。

【构建临床问题】

在本指南制订初期通过前期问卷调查和专家深度访谈，以及专家共识会议的形式构建了以下主要临床问题。

1. 中医诊断的临床问题

卵巢癌常见的中医证型有哪些。

2. 中医治疗的临床问题

(1) 防治卵巢癌术后肠梗阻（肠粘连），合并与不合并中医药（中药、适宜技术）干预，哪种更有优势。

(2) 卵巢癌术后伤口不愈合，合并与不合并中医药（中药、适宜技术）干预，哪种更有优势。

(3) 卵巢癌术后淋巴囊肿，合并与不合并中医药（中药、适宜技术）干预，哪种更有优势。

(4) 卵 巢 癌 化疗、多腺苷二磷酸核糖聚合酶［poly（ADP-ribose）polymerase，PARP］抑制剂导致的骨髓抑制，合并与不合并中医药（中药、适宜技术）干预，哪种更有优势。

(5) 卵巢癌化疗、PARP 抑制剂导致的消化道不良反应，合并与不合并中医药（中药、适宜技术）干预，哪种更有优势。

(6) 卵巢癌化疗导致的周围神经病变，合并与不合并中医药（中药、适宜技术）干预，哪种更有优势。

(7) 卵巢癌化疗后脱发，合并与不合并中医药（中药、适宜技术）干预，哪种更有优势。

(8) 卵巢癌使用抗血管生成靶向药物引起血压升高，合并与不合并中医药（中药、适宜技术）干预，哪种更有优势。

(9) 卵巢癌化疗或靶向治疗期间出现手足皮肤不良反应，中医药（中药、中医适宜技术）的疗效及安全性如何。

(10) 中药单用或联合西药维持治疗晚期卵巢癌的疗效

及安全性如何。

(11) 卵巢癌患者，中医药（中药、适宜技术）单用或者联合西医常规干预癌因性疲乏的疗效及安全性如何。

(12) 中医药（中药、适宜技术）单用或者联合西医常规干预卵巢癌合并焦虑的疗效及安全性如何。

【资金利益说明】

本指南项目组成员在项目正式启动前均签署了《利益冲突声明书》，且已存档。本指南制订过程中"无利益冲突"，为此不会成为本指南制订的偏倚来源，无须进一步处理，已在正式工作开始前在会议上公开了利益声明和评价结果，即所有参与本指南制订的成员均与药品生产企业没有任何经济利益往来。

本指南将在临床应用中进一步完善并及时更新。

目　录

一、范围

本指南在循证基础上概述了卵巢上皮性癌现代医学诊断、治疗的现状和方法，制定了围术期不良反应（伤口不愈合、肠梗阻 / 肠粘连、淋巴囊肿）的中医药管理、西药全身系统治疗（如化疗、靶向治疗）相关不良反应（消化道反应、骨髓抑制、周围神经病变、脱发、高血压、手足皮肤不良反应）的中医药管理、晚期卵巢癌的中医辨病辨证维持治疗及卵巢癌伴随焦虑、癌因性疲乏的中医管理。

本指南适用于卵巢癌（ICD-11：2C73.0）的中西医结合诊疗。

上皮性输卵管癌和原发性腹膜癌均属于发病率非常低的妇科肿瘤，其生物学行为及治疗原则均同卵巢上皮性癌。

本指南应用于各等级医院肿瘤科的中医（中西医结合）执业医师及经过中医培训的西医临床执业医师，相关的护理人员和药师也可参考。

二、规范性引用文件

下列文件中的内容通过文中的规范性引用而构成本文件必不可少的条款。其中，标注日期的引用文件，仅该日期对应的版本适用于本文件；不标注日期的引用文件其最新版本（包括所有的修改单）适用于本指南。

• 《标准化工作导则　第 1 部分：标准化文件的结构和起草规则》（GB/T 1.1-2020）

• 《经穴名称与定位》（GB/T 12346-2021）

- 《中医临床诊疗术语·疾病部分》（GB/T 16751.1–1997）
- 《中医临床诊疗术语·第 2 部分：证候》（GB/T 16751.2 –2021）
- 《中华人民共和国药典（2020 年版）》（国家药品监督管理局、国家卫生健康委员会）
- 《卵巢癌诊疗指南（2022 年版）》（国家卫生健康委员会）
- *NCCN Guidelines Version 3、2024 Epithelial Ovarain Cancer/Fallopion Tube Cancer/Primany Peritoneal Cancer*

三、术语和定义

下列术语和定义适用于本指南。

（一）卵巢癌（ovarian cancer）

卵巢癌是发生于卵巢的恶性肿瘤，其来源尚不清楚，最新研究表明卵巢癌可能来源于输卵管上皮，最常见的卵巢上皮性癌主要有四种组织类型：浆液性癌、黏液性癌、子宫内膜样癌、透明细胞癌。

（二）一线维持治疗（first-line maintenance therapy）

对完成既定的手术或化疗后达到临床完全缓解或部分缓解的患者给予后续治疗，旨在推迟复发，改善生存预后。

（三）铂敏感复发（platinum-sensitive recurrence）

卵巢癌患者从上次含铂化疗结束到卵巢癌复发的间隔时间≥6 个月。

（四）铂耐药复发（platinum-resistant recurrence）

卵巢癌患者从上一次含铂化疗结束到卵巢癌复发的间隔时间<6个月。

（五）中医干预（traditional Chinese medicine intervention）

在卵巢癌治疗中采用传统医学方法进行干预，以达到减轻西医治疗的不良反应，增强疗效，控制肿瘤生长，提高生活质量的目的，包括使用中药汤剂、中成药、中药注射剂，中医适宜技术等。

（六）中医适宜技术（suitable technique of Chinese medicine）

中医适宜技术是指安全有效、简便、成本低廉的中医药技术，又称"中医药适宜技术"。现代医学将"中医适宜技术"也称为"中医传统疗法""中医保健技能""中医特色疗法"，是祖国传统医学的重要组成部分，其内容丰富、范围广泛、历史悠久，包含中药热熨敷技术、中药冷湿敷技术、穴位贴敷技术、手部刮痧技术、耳部放血疗法、神阙穴闪罐、中药药枕、中药泡洗、穴位按摩、循经拍打等技术。

四、诊断及鉴别诊断

（一）西医诊断和鉴别诊断

1. 诊断标准

卵巢癌诊断应遵循临床－实验室－影像－病理相结合的形式进行。主要临床表现有腹部增大、腹胀、疲劳、盆腔部位疼痛、阴道出血等，体格检查可伴有腹腔积液、腹部包块等，实验室检查可有肿瘤标志物糖类抗原 125（CA125）、人附睾蛋白 4 水平升高。腹盆腔超声、增强 CT、增强磁共振成像检查结果支持卵巢癌诊断，组织病理学是卵巢癌诊断的金标准。

2. 鉴别诊断

(1) 与结核性腹膜炎鉴别：卵巢癌临床表现缺乏特异性，与结核性腹膜炎存在诸多相似症状，腹胀、腹腔积液、盆腔包块"三联征"是女性腹部结核病患者的主要临床特征，和卵巢癌极为相似，临床易误诊为卵巢癌，CT 检查有一定的诊断价值，而 CA125 无诊断与鉴别诊断意义。腹部结核病的 CT 检查一般具有较特异征象，包括子宫附件包块、淋巴结内出现钙化，但同时需要观察整个盆腔表现，其中隔膜形成、韧带增厚、盆内脂肪密度增高，应考虑结核灶的可能，另外高密度的腹水为结核高蛋白含量腹水的 CT 特征。

(2) 与卵巢转移瘤鉴别：卵巢转移瘤占卵巢肿瘤的 10%～28%，胃肠道、乳腺、胰腺和子宫等来源常见。原发肿瘤可通过血行、淋巴、种植和输卵管等途径转移至卵巢，70%～90% 累及双侧卵巢。其中，Krukenberg 主要源于胃肠道转移。

卵巢转移瘤可有原发肿瘤病史，也可先于原发肿瘤被发现。卵巢转移瘤典型的 CT 表现为双侧子宫附件区实性肿物，增强后明显强化；Krukenberg 瘤的 CT 表现为囊实性或实性为主的肿块，多有包膜，边界清楚，增强后包膜和实性成分有强化。对于卵巢囊实混合性肿物，实性为主者转移瘤明显多于原发肿瘤，囊性为主者原发肿瘤明显多于转移瘤。

(3) 与卵巢子宫内膜异位症进行鉴别：卵巢子宫内膜异位症（endometriosis，EMT）是指具有活性和生长功能的异位子宫内膜种植于卵巢引起的疾病，常见于育龄期女性，虽为良性，却具有侵袭、种植、复发等类恶性肿瘤行为。潜在卵巢 EMT 恶变可增加卵巢癌发生率，EMT 病史大于 10 年或在 30 岁前诊断者罹患卵巢癌风险显著增加。卵巢 EMT 患者常有进行性痛经。B 超、腹腔镜检查是最有效的辅助诊断方法，有时须剖腹探查才能确诊。B 超示卵巢癌患者新生血管从肿瘤中央开始，血流丰富，往往会出现血流阻力下降的情况。血流信号与阻力指数对判断肿瘤良恶性有重要意义。

（二）中西医结合诊断思路

卵巢癌可归属中医"石瘕""癥积""肠覃"等范畴，临床采用辨病与辨证相结合诊断方式，中医病名因循古代，多以"积聚"命名，辨证多根据望、闻、问、切四诊，采用八纲辨证、脏腑辨证，辨明邪正盛衰，最后形成病名及证型，指导临床实践。

临床问题

卵巢癌常见的中医证型有哪些?

采用以方测证，基于证型与疗效关系的循证依据，结合专家共识度，综合推荐以下意见。

不同分型的辨证以主症 2 项，并见主舌、主脉者；或者符合主症 2 个，次症 1 个，任何舌脉者；或者主症 1 个，次症不少于 2 个，任何舌脉者，即可辨证为本证。

(1) 冲任失调（B 类证据，专家认可度≥60%，强推荐）

主症：身倦乏力，气少懒言，面色晦滞，疼痛如刺，痛处不移，拒按。

次症：腰酸乏力，神疲倦怠，潮热汗出，眩晕，大便难出，阴道流液或出血。

舌脉：舌淡暗或有紫斑，脉弦或沉涩。

（2）气滞血瘀（C类证据，专家认可度≥75%，强推荐）

主症：情志抑郁或易怒，面色晦暗，形体消瘦，少腹胀痛，神疲乏力。

次症：纳呆食少，呃逆上气，口唇紫暗或爪甲紫暗，善太息。

舌脉：舌紫暗或有瘀点，脉细或涩。

（3）寒凝血瘀（C类证据，专家认可度≥75%，强推荐）

主症：少腹积块，按之痛甚，少腹冷痛或得温痛减，肢冷色青。

次症：面色㿠白或黧黑，夜尿频，小便频数或清长，脉沉弦或沉紧，阴道流液或出血。

舌脉：舌紫暗，苔白，脉沉迟而涩。

（4）阳虚水泛（C类证据，专家认可度≥75%，强推荐）

主症：腰膝酸软，形寒肢冷，腹胀如鼓，身肿。

次症：肢体浮肿，腹中冷痛，小便少，大便不畅、面色白，神疲乏力。

舌脉：舌淡胖边有齿痕，苔白，脉沉细无力。

（5）瘀毒互结（C类证据，专家认可度≥75%，强推荐）

主症：腹中积块，坚硬如石，固定不移，刺痛拒按，痛有定处，生长快速或有转移。

次症：发热烦躁，皮下瘀斑，腹大如鼓。

舌脉：舌暗或见紫斑、瘀点，脉涩。

五、卵巢癌的西医治疗

（一）新诊断卵巢癌的西医治疗

对于新诊断卵巢癌的治疗，分期手术和肿瘤细胞减灭术是重要的治疗方法，早期可手术切除者须进行全面分期手术，对于晚期患者，应综合患者一般状况、腹盆腔 CT、腹腔镜探查所见等首先评估能否实现满意减瘤术，如有可能满意减瘤，则先行手术，满意的肿瘤细胞减灭术能够让患者最大临床获益，若晚期卵巢癌患者由于年龄大、身体虚弱或难以行满意肿瘤减灭术可以考虑新辅助化疗后行肿瘤间期减灭术。全部Ⅱ～Ⅳ期及部分Ⅰ期卵巢上皮癌优先推荐接受紫杉和铂类药物（顺铂、卡铂、洛铂）±贝伐珠单抗治疗方案，推荐至少进行 6 个周期辅助化疗（黏液样癌还可以氟尿嘧啶＋甲酰四氢叶酸＋奥沙利铂±贝伐珠单抗）。若先行新辅助化疗，一般先行 3 个周期后进行评估，若具备满意减瘤术条件，可进行手术；反之，则可继续行新辅助化疗后择期手术。晚期卵巢癌（Ⅱ～Ⅳ期）依据辅助治疗期间是否使用贝伐珠单抗，选择不同的维持治疗方案，若一线化疗中未联合贝伐珠单抗的患者，在化疗达到完全缓解 / 部分缓解后 BRCA 野生型或未知状态者可选择尼拉帕利维持治疗；BRCA 突变者可选择奥拉帕利或尼拉帕利维持治疗。若一线化疗中联合贝伐珠单抗，在化疗达到完全缓解 / 部分缓解后 BRCA 野生型或未知状态者，可进一步行同源重组修复缺陷（homologous recombination defieiency，HRD）检测，HRD 阳性者可选择奥拉帕利＋贝伐珠单抗，无法耐受奥拉帕利者可选择尼拉帕利＋贝伐珠单抗，或者单独使用贝伐珠单抗。HRD 阴性或状态未知者可选择贝伐珠单抗。

BRCA 突变者可选择奥拉帕利 + 贝伐珠单抗，无法耐受奥拉帕利者选择尼拉帕利 + 贝伐珠单抗，或者单独使用奥拉帕利或尼拉帕利。

对于ⅠA／ⅠB 期的黏液性癌、高分化子宫内膜样癌、低级别浆液性癌无须化疗，对于ⅠC 期及更晚期的子宫内膜样癌和低级别浆液性癌可以紫杉类 + 铂类化疗后以内分泌治疗维持，身体不可耐受化疗者，也可直接内分泌治疗。

抗血管生成的贝伐珠单抗建议在术后 4～6 周使用，以免影响伤口愈合。

建议手术同时留取肿瘤组织进行卵巢癌相关基因 *BRCA1/2* 及 HRD 检测，为卵巢癌、输卵管癌、原发性腹膜癌精准治疗提供支撑，同时有助于判断预后及治疗效果，为患者提供遗传咨询。

（二）复发后卵巢癌的西医治疗

卵巢癌即使经过系统规范的初始治疗，大部分患者仍会复发。根据复发时间是否 >6 个月分为铂敏感复发和铂耐药复发，主要的治疗方法有化疗和抗血管生成药物治疗，病情达到最大限度临床缓解后可根据复发类型决定是否进行维持治疗。

铂敏感复发患者（无铂治疗间期 ≥6 个月），依据患者的病史及全身影像学评估，如评估手术可以达到 R_0 切除则选择二次肿瘤细胞减灭术 + 术后首选含铂的联合化疗（紫杉类或脂质体阿霉素或吉西他滨）± 贝伐珠单抗，如手术无法达到 R_0 切除或不愿手术则选择含铂的联合化疗 ± 贝伐珠单抗。结合国内外指南推荐以及中国适应证获批情况，目前铂敏感复发性卵巢癌患者若有 BRCA 突变，复发时含铂化疗后缓解者仍可使用 PARP 抑制剂维持治疗。PARP 抑制剂可选择奥拉帕利、尼拉帕利和氟唑帕利。

铂耐药复发患者（无铂治疗间期＜6个月）首选非铂类单药化疗（多西他赛、口服依托泊苷、吉西他滨、紫杉醇周疗、脂质体阿霉素、拓扑替康），或者与贝伐珠单抗或小分子抗血管生成药物联合，安罗替尼[1-2]、阿帕替尼[3-4]等小分子抗血管生成药物的临床应用价值仍需大样本多中心前瞻性研究进一步证实，这部分患者鼓励参加临床试验。2024年NCCN指南[5-6]推荐卵巢癌患者进行基因检测，包括但不限于HER2（IHC）、BRCA1/2、HRD、MSI、MMR、TMB、BRAF、FRα（FOLR1）、RET和NTRK。帕博利珠单抗对用于微卫星高度不稳定（microsatillite tnstability-high，MSI-H）或实体瘤组织存在错配修复缺陷（deficient mismatch repair，dMMR）或肿瘤突变负荷≥10 mut/Mb者可考虑使用。BRAF V600E阳性肿瘤可使用达拉非尼＋曲美替尼；RET基因融合阳性肿瘤可使用塞尔帕替尼；FR-α阳性肿瘤可使用mirvetuximab soravtansine＋贝伐珠单抗。铂耐药复发且HER-2表达阳性（IHC ++～+++），可以使用fam-trastuzumab deruxtecan-nxki（T-DXd）。

六、卵巢癌的中医治疗

（一）围术期中医治疗

围术期是指从患者决定接受手术治疗开始，到手术完成直至基本康复的全过程，包含术前、术中及术后的一段时间。术后合理、规范处理可以调节患者心理状态、减少并发症，促进患者康复。

中医理论认为，手术为金刃所伤，易伤正留瘀，围术期的中医治疗是根据具体症状给予辨证基础上的中药或中医适宜技术治疗。

1. 肠梗阻（肠粘连）

肠梗阻（肠粘连）是卵巢癌术后常见的并发症之一，表现为腹痛、腹胀、排气排便困难、恶心呕吐等胃肠道症状。肠梗阻的西医保守治疗包括禁食、胃肠减压、营养支持、抑制消化液分泌等，对于肠梗阻一般保守治疗的时间约为 10 天，如症状未缓解，应及时、积极地采取手术治疗。中医主要以灌肠、外治、针灸为主，口服为辅进行治疗，达到疏畅肠胃气机的目的，具体方法见表 1 和表 2。

临床问题

防治卵巢癌术后肠梗阻（肠粘连），合并与不合并中医药（中药、适宜技术）干预，哪种更有优势？

推荐意见：最终基于循证依据、专家问卷及讨论会，防治卵巢癌术后肠梗阻（肠粘连），适宜技术推荐双侧内关、足三里、三阴交、合谷穴位按摩；中药大黄、厚朴、枳实、木香、槟榔、冰片、吴茱萸、白芥子用姜汁调和后穴位贴敷内关（双侧）、足三里（双侧）、三阴交（双侧）、中脘、上脘；针灸足三里（双侧）、中脘、天枢（双侧）、上巨虚（双侧）；耳穴贴压大肠、小肠、胃、三焦（C 类证据，专家认可度≥75%，强推荐）。

表 1 卵巢癌术后肠梗阻（肠粘连）的中医治疗（适宜技术）

干预措施	治则	主要临床表现	药物组成/选穴	用法用量及疗程	证据级别	专家认可度	推荐意见
穴位按摩	疏通经络，健脾和胃	腹胀腹痛，头晕，恶心呕吐，便秘	内关，足三里，三阴交，合谷，均为双侧取穴	按揉穴位，力度由轻到重，以使患者感酸麻胀痛为宜，每次每穴3min，频率全程50~60次/分，2次/日，直至肛门排气	C	专家认可度≥75%	强推荐
穴位贴敷	行气消滞	腹胀，切口处胀痛，腹部胀隆起，烦躁不安，恶心呕吐	内关，足三里，三阴交，中脘，上脘，均为双侧取穴	术后1天给予，将等量大黄，吴茱萸，厚朴，枳实，木香，槟榔，冰片，白芥子用姜汁调和，每次每穴贴敷4~6h，1次/日，直至肛门排气，若出现过敏反应立即停止并清洗皮肤	C	专家认可度≥75%	强推荐
针灸	理气和胃，通调肠腑	腹胀腹痛，恶心呕吐，腹泻，便秘，肠鸣音消失	足三里，中脘，天枢，上巨虚，均为双侧取穴	术后6h给予，消毒皮肤，针刺深度以患者感酸胀麻重为宜；艾灸时艾条距离皮肤表面3~5cm，以局部有温热感而无灼痛为宜，每次每穴针刺/艾灸30min，1次/日，5日为1个疗程	C	专家认可度≥75%	强推荐
耳穴贴压	疏通经络，行气健脾	腹胀腹痛，恶心呕吐，便秘，腹泻	大肠，小肠，胃，三焦	术后6h给予，两耳交替，消毒后将王不留行籽/莱菔子耳豆贴敷在耳穴刺激点上按压，直至产生热感和痛感后，不再使力，轻透渐加重，每次每穴按压3min，4次/日，直至肛门排气	C	专家认可度≥75%	强推荐

表 2 卵巢癌术后肠梗阻（肠粘连）的中医治疗（中药）

干预措施	治则	处方	来源	主要临床表现	用药组成	随证/证加减	用法用量及疗程	注意事项	证据级别	专家共识度	推荐意见
口服汤剂	行气通腑	大承气汤加减	《伤寒论》	腹胀腹痛，胃肠蠕动消失或减弱，便秘等	熟大黄 10g，厚朴 10g，枳实 10g，木香 10g，槟榔 10g，黄芪 30g，陈皮 6g，枳壳 6g，甘草 6g	血虚者加当归、白芍，寒湿者加干姜、肉桂，湿热者加黄连、蒲公英	术后 6h 后服用，1 剂／日，分两次服用，每次服用剂量 150ml，服至肛门排气、便溏者停服。完全肠梗阻者禁服	口服药需在术后肠鸣音恢复后方可使用	C	专家认可度≥75%	强推荐
保留灌肠	行气消滞	大承气汤加减	《伤寒论》	腹胀腹痛，无排气，无排便，恶心呕吐	大黄 12g，厚朴 12g，枳实 12g，木香 15g，黄芪 60g，芒硝 9g，延胡索 15g	—	煎取 150ml 保留灌肠，1～2 次／日，直至肛门排气	肠管损伤、肠切除吻合术后患者禁用	C	专家认可度≥75%	强推荐

中药推荐口服大承气汤加减（木香、厚朴、熟大黄、枳实、槟榔、陈皮、黄芪、枳壳、甘草）（C类证据，专家认可度≥75%，强推荐）；可以考虑大承气汤加减（大黄、厚朴、枳实、木香、黄芪、芒硝、延胡索）保留灌肠（C类证据，专家认可度≥75%，强推荐）。

证据描述：适宜技术：有1项符合临床问题纳排标准Meta分析[7]共纳入17项随机对照试验（randomize controlled trial，RCT），观察了穴位按摩改善腹腔镜术后胃肠道并发症的有效性，涉及2218例患者，试验组干预方式包括穴位按摩内关、足三里、三阴交、合谷（均为双侧取穴）联合常规护理，对照组干预方式包括常规护理，主要结局指标为腹胀发生率，与对照组相比，试验组腹胀发生率明显降低［OR=0.12，95%CI（0.03，0.40），I^2=79%，$P<0.01$］（n=644）；排气时间［SMD=-1.66，95%CI（-2.26，-1.06），I^2=93%，$P<0.01$］（n=862）、排便时间［SMD=-1.40，95%CI（-2.48，-0.32），I^2=93%，$P<0.01$］（n=548）、肠鸣音恢复时间［SMD=-7.01，95%CI（-8.16，-5.87），I^2=0%，$P<0.01$］（n=240）明显缩短。

有1项符合临床问题纳排标准的Meta分析[8]共纳入13项RCT，观察了穴位贴敷干预腹腔镜术后胃肠功能恢复的有效性，涉及1162例患者，试验组干预方式为术后常规护理联合大黄、厚朴、枳实、木香、槟榔、冰片、吴茱萸、白芥子用姜汁调和成汁贴敷内关（双侧）、足三里（双侧）、三阴交（双侧）、中脘、上脘，对照组干预方式包括术后常规护理或联合安慰剂穴位贴敷相同穴位，主要结局指标为腹胀发生率，与对照组相比，试验组腹胀发生率明显降低［OR=0.18，95%CI（0.12，0.28），I^2=31%，$P<0.01$］（n=205）；肠鸣音恢复时间［MD=−5.94，95%CI（−7.37，−4.50），I^2=88%，$P<0.001$］（n=695）、肛门首次排气时间［MD=−10.59，95%CI（−16.64，−4.54），I^2=99%，$P<0.001$］（n=695）、首次排便时间［MD=−10.19，95%CI（−16.22，−4.16），I^2=99%，$P<0.000\ 01$］（n=695）明显缩短。

有1项符合临床问题纳排标准的 Meta 分析[9] 共纳入13项 RCT，观察了针灸（足三里、中脘、天枢、上巨虚）改善腹腔镜术后胃肠功能紊乱的有效性，涉及985例患者，试验组干预方式包括针灸足三里（双侧）、中脘、天枢（双侧）、上巨虚（双侧）联合常规护理，对照组干预方式包括常规护理，主要结局指标为临床有效率，试验组较对照组临床有效率明显提高［RR=1.27，95%CI（1.14，1.42），I^2=0%，$P<0.001$］（n=254）；首次排气时间［MD=−11.48，95%CI（−16.66，−6.31），I^2=99%，$P<0.01$］（n=925）、排便时间［SMD=−2.37，95%CI（−3.34，−1.40），I^2=96%，$P<0.01$］（n=604）；肠鸣音恢复时间［SMD=−2.36，95%CI（−3.02，−1.69），I^2=93%，$P<0.01$］（n=821）明显缩短。

有1项符合临床问题纳排标准的 Meta 分析[10] 共纳入7项 RCT，观察了耳穴贴压改善腹腔镜术后肠梗阻（肠粘连）的有效性，涉及679例患者，试验组干预方式为耳穴贴压大肠、小肠、胃、三焦联合常规护理，对照组干预方式为常规护理，主要结局指标为肠鸣音恢复时间，试验组较对照组肠鸣音恢复时间［MD=−14.23，95%CI（−15.10，−13.37），

$I^2=0\%$，$P<0.01$］（$n=263$）、肛门首次排气时间［MD$=-6.24$，95%CI（-6.92，-5.56），$I^2=0\%$，$P<0.001$］（$n=323$）明显缩短。

中药：有 1 项符合临床问题纳排标准的 Meta 分析[11]共纳入 13 项 RCT，观察了口服大承气汤加减防治盆腹腔镜术后肠梗阻（肠粘连）的有效性，涉及 2252 例患者，试验组干预方式为口服大承气汤加减（木香、厚朴、熟大黄、枳实、槟榔、陈皮、黄芪、枳壳、甘草）联合常规护理，对照组干预方式为空白对照或西医常规护理，主要结局指标为首次肛门排气时间，试验组较对照组首次肛门排气时间［MD$=-5.49$，95%CI（-5.79，-5.20），$I^2=100\%$，$P<0.01$］（$n=1610$）明显缩短。

有符合临床问题纳排标准的 4 项 RCT[12-15]，观察了大承气汤加减保留灌肠对盆腹腔镜术后肠梗阻（肠粘连）的疗效，共纳入 306 例患者，试验组干预方式为大承气汤加减保留灌肠（大黄、厚朴、枳实、木香、黄芪、芒硝、延胡索）联合常规护理，对照组干预方式为常规护理，主要结局指标为临床有效率，进行 Meta 分析，试验组较对照组临床有效率明显提高［RR$=1.39$，95%CI（1.11，1.73），$I^2=0\%$，$P=0.003$］（$n=114$）、首次肛门排气时间明显缩短［MD$=-8.27$，95%CI（-9.6，-6.94），$I^2=89\%$，$P<0.00001$］（$n=306$）。

2. 切口不愈合

卵巢癌患者常因年龄、肥胖、糖尿病、营养不良等因素的影响，术后易发生脂肪液化、局部感染、创面裂开等，影响手术切口愈合，目前西医多采用控制创面感染、应用生长因子（如重组牛碱性纤维细胞生长因子）、新型敷料、纱条填塞、负压吸引、微波治疗等方式，以减少伤口渗液，加快炎症吸收及新生血管生成，促进创面愈合。中医药在促进切口愈合方面也发挥着重要作用，中医认为手术损伤会导致局部气机运行不畅、经脉不通，气血精微无以上荣创面，创面失于濡养，影响恢复。中药治疗以外治为主，早期炎症反应期宜清热解毒止痛，后期遵循"煨脓长肉"中医愈创理论，运用外敷中草药膏或散剂，直接使创面吸收药物，促进局部气血温通，增强脓液分泌，保持疮面湿润，促进创面生长愈合，具体方法见表3。

临床问题

卵巢癌术后切口不愈合，合并或不合并中医药（药物、适宜技术）干预，哪种更有优势？

推荐意见：最终基于循证依据、专家问卷及讨论会，卵巢癌术后切口难愈合患者，推荐使用外用中药生肌玉红膏、康复新液（C 类证据，专家认可度≥75%，强推荐），也可以考虑外用大黄芒硝、龙血竭胶囊（C 类证据，60%≤专家认可度<75%，弱推荐）。

证据描述：1 项符合临床问题纳排标准的 Meta 分析[16]共纳排 15 项 RCT，观察了生肌玉红膏治疗难愈性创面的疗效，涉及 1172 例患者，试验组干预方式包括生肌玉红膏联合西医常规换药治疗，对照组干预方式包括西医常规换药治疗，主要结局指标为创面治疗有效率。与对照组相比，试

表3 卵巢癌切口不愈合的中医治疗（中药外治）

处方	治则	来源	主要临床表现	用药组成	用法用量及疗程	证据级别	专家认可度	推荐意见
生肌玉红膏	活血化瘀，祛腐生肌	《外科正宗》	切口难愈、渗出、组织增生伴炎症反应等	当归、血竭、紫草、白蜡、白芷、轻粉、甘草等	外用，基础清创后，给予生肌玉红膏局部换药治疗，每日换药1次，直至切口愈合	C	专家认可度≥75%	
康复新液	养阴生肌，通利血脉	中成药	术后切口感染、创面难愈、深度创面、创面分泌物等	美洲大蠊干燥虫体的提取物	外用，感染创面先清创后再用本品冲洗，并用浸透本品的纱布填塞或填敷用，每日换药1次，直至切口愈合	C	专家认可度≥75%	强推荐
大黄芒硝	清热解毒，消肿止痛	—	术后切口发红、疼痛、局部渗液	大黄100g，芒硝200g	外用，创面敷贴、外用无菌敷贴，将大黄、芒硝粉碎混合均匀后放于药袋中置于切口上方固定，每日换药1次，直至切口愈合	C	60%≤专家认可度<75%	
龙血竭胶囊	活血化瘀，敛疮生肌	中成药	切口难愈、渗出等	血竭	外用，创面常规消毒，将药膏敷于创面，外覆盖无菌纱布，医用胶布固定，每日换药1次，直至切口愈合	C	60%≤专家认可度<75%	弱推荐

验组总有效率显著优于对照组［OR=6.77，95%CI（4.44，10.33），$P<0.000\ 01$］（n=1051），创面愈合时间明显缩短［MD=-8.43，95%CI（-12.35，-4.50），I^2=96%，$P<0.000\ 01$］（n=562）。

1项符合临床问题纳排标准的Meta分析[17]共纳入7项RCT，观察了康复新液治疗创面损伤的有效性，涉及531例患者，对照组干预方式包括西医常规换药治疗，试验组干预方式为在对照组基础上予康复新液外用治疗，主要结局指标为创面治疗有效率。试验组较对照组创面损伤的治疗有效率明显提高［OR=5.63，95%CI（2.89，10.97），I^2=0%，$P<0.001$］（n=531），切口愈合时间明显缩短［MD=-4.83，95%CI（-8.43，-1.22），I^2=99%，$P<0.05$］（n=531）。

4项符合临床问题纳排标准的RCT[18-21]，观察了大黄、芒硝外敷治疗切口愈合不良的临床疗效，涉及401例患者，对照组干预方式为西医常规治疗，试验组干预方式为对照组基础上予大黄、芒硝外敷，主要结局指标为治疗有效率。基于这些研究进行Meta分析显示，与对照组相比，试验组治疗有效率明显改善［OR=6.96，95%CI（3.58，13.54），I^2=0%，$P<0.000\ 01$］（n=329），创面愈合时间明显缩短［MD=-4.15，95%CI（-5.75，-2.54），I^2=84%，$P<0.000\ 01$］（n=362）。

2项符合临床问题纳排标准的RCT[22-23]，观察了龙血竭胶囊外用治疗切口愈合不良的临床疗效，涉及151例患者，对照组干预方式包括西医常规治疗，试验组干预方式为对照组基础上予龙血竭外用治疗，主要结局指标为治疗有效率。基于这些研究进行 Meta 分析显示，试验组较对照组治疗有效率有明显改善 ［ OR=30.8，95%CI（4.05，234.18），I^2=0%，$P<0.05$ ］（n=151）。

3. 淋巴囊肿

腹腔和（或）盆腔淋巴结切除术是妇科恶性肿瘤手术的重要步骤，淋巴囊肿是淋巴结切除术后常见的并发症，发生率为23%～65%，其中 80% 发生于术后 2 周内，96% 发生于术后 6 周内。绝大多数淋巴囊肿无明显临床症状，但是仍有少数淋巴囊肿会引发不同程度的症状，包括局部疼痛、下肢水肿、继发感染、压迫输尿管或血管导致肾盂积水，或者输尿管扩张，甚至下肢静脉血栓等，严重者可影响术后生活质量，甚至延迟后续治疗。淋巴囊肿的形成机制尚不明确。目前主流观点认为，淋巴囊肿的形成因术中淋巴管残端未得以有效闭合或处理不彻底，导致淋巴液渗出，连同组织液、创面渗液等潴留在腹膜后狭小腔隙内，且腹膜不足以完全吸收，遂形成淋巴囊肿。淋巴囊肿的治疗遵循个体化原则：无症状型一般不需特殊治疗，定期随访观察即可；症状型淋巴囊肿的治疗原则为排出囊液、解除压迫、闭合囊腔。西医治疗手段包括介入治疗、手术治疗等，合并感染者应积极配合抗生素治疗。祖国医学认为，妇科恶性肿瘤淋巴结切除术后淋巴囊肿的形成大多由于创面渗液淋漓不断或久不收口，造成盆腔局部瘀血阻络、血不归经，使湿热毒邪乘虚入侵，引发诸症。盆腔淋巴囊肿主要病机是瘀血与湿热。因此，治疗原则为活血化瘀、消癥散结、清利湿热，具体方法见表 4。

表 4 卵巢癌术后淋巴囊肿的中医治疗（中药外治）

用药组成	治则	主要临床表现	随证/症加减	用法用量及疗程	证据级别	专家认可度	推荐意见
大黄 60g, 芒硝 120g	活血化瘀、消癥散结	一般<5cm 的淋巴囊肿无症状, >5cm 的淋巴囊肿可出现患侧腹股沟区或患部下腹部不适、疼痛, 下肢水肿, 严重者可能合并下肢深静脉血栓, 常可能合并感染, 表现为发热、下腹部疼痛加重, 囊肿体积进一步增大等	研磨成细末后混合均匀, 装入 8cm×12cm 大小的纱布袋内, 外敷于囊肿对映体表部位	每日 3 次, 每次 30min, 每日 1 剂, 连续用药治疗 14 日	C	专家认可度≥75%	强推荐

临床问题

卵巢癌术后淋巴囊肿，合并与不合并中医药（中药、适宜技术）干预，哪种更有优势?

推荐意见：最终基于循证依据、专家问卷及讨论会，对于卵巢癌术后淋巴囊肿患者，推荐使用大黄、芒硝外敷（C类证据，专家认可度≥75%，强推荐）。

证据描述：将符合临床问题纳排标准的 9 篇 RCT[24-32] 进行 Meta 分析，对照组采用超声介入引流、抗感染等常规治疗，试验组在对照组基础上予大黄、芒硝外敷，试验组较对照组的囊肿消退时间 [MD=-3.82，95%CI（-4.23，-3.42），I^2=95%，$P<0.000\ 01$]（n=370）、盆腔积液 [MD=-56.26，95%CI（-60.55，-51.98），I^2=0%，$P<0.000\ 01$]（n=402）、引流管留置时间 [MD=-2.32，95%CI（-2.42，-2.22），I^2=46%，$P<0.000\ 01$]（n=402）、有效率 [OR=4.82，95%CI（2.74，8.57），I^2=0%，$P<0.000\ 01$]（n=520）有明显改善。

（二）化疗及靶向治疗不良反应的中医治疗

化疗及靶向治疗不良反应的中医治疗主要采用中医手段治疗化疗、抗血管生成药物和 PARP 抑制剂导致的常见不良反应，包括消化道反应、骨髓抑制、周围神经病变、脱发、高血压、手足皮肤不良反应等。越来越多的证据表明，中医药治疗能减轻卵巢癌治疗相关不良反应。中医药在这一阶段介入的目的：一是缓解患者的不良反应，提高生存质量；二是帮助患者接受足量、充分和规范的西医治疗，间接延长患者的生存期。

1. 骨髓抑制

骨髓抑制是传统化疗药物最常见和较严重的不良反应之一，新型治疗卵巢癌药物 PARP 抑制剂亦可引起，影响了患者治疗的依从性，尤其是 PARP 抑制剂维持治疗的依从性。临床上西医常用粒细胞集落刺激因子、重组人白介素 -11、血小板生成素、促红细胞生成素、输血等来治疗骨髓抑制。中医认为肾主骨生髓，为先天之本，脾为后天之本，气血生化之源，治疗以顾护脾胃为本，益气养血、脾肾同调为主，以达益气生血的目的，具体方法见表 5 至表 7。

临床问题

卵巢癌化疗、PARP 抑制剂导致的骨髓抑制，合并与不合并中医药（中药、适宜技术）干预哪种更有优势？

推荐意见：最终基于循证依据、专家问卷及讨论会，对于出现卵巢癌化疗后白细胞降低等骨髓抑制，推荐口服六君子汤加减、当归补血汤加减（C 类证据，专家认可度≥75%，强推荐），考虑口服肾气汤加减（C 类证据，60%≤专家认可度＜75%，弱推荐）。

中成药推荐贞芪扶正颗粒、复方皂矾丸、芪胶升白胶囊、复方阿胶浆、地榆升白片、艾愈胶囊、生血宝颗粒（C 类证据，专家认可度≥75%，强推荐）。

适宜技术推荐针刺足三里、三阴交、血海、肾俞（双侧）（C 类证据，专家认可度≥75%，强推荐），也可以考虑黄芪注射液、维生素 B_{12} 等穴位注射足三里穴（C 类证据，60%≤专家认可度＜75%，弱推荐）。

表5 化疗相关骨髓抑制的中医管理（中药）

处方	治则	来源	主要临床表现	用药组成	随证/症加减	用法用量及疗程	证据级别	专家认可度	推荐意见
六君子汤加减	益气健脾	《妇人大全良方》	面色萎白，语声低微，气短乏力，食少便溏，舌淡苔白，脉虚弱	人参15g，茯苓15g，白术10g，甘草10g，陈皮15g，法半夏10g	血小板减少可加石韦30g，仙鹤草30g，花生衣15g，黄芩连6g，黄芪	每日1剂，水煎服，早、晚饭后半小时服用，每21日为1疗程，治疗4个疗程	C	专家认可度≥75%	强推荐
当归补血汤加减	益气补血	《内外伤辨惑论》	神疲乏力，肢体瘦倦，舌淡苔白，脉大而虚	黄芪30g，当归6g	9g；血红蛋白减少可加熟地黄12g，制首乌12g，阿胶9g	每日1剂，水煎后早、晚饭前半小时服用，连续服用4周	C	专家认可度≥75%	强推荐
肾气汤加减	益肾生髓扶正固本	《金匮要略》	乏力，腰膝酸软，舌淡而胖，脉虚弱，尺部沉细或沉弱而迟	熟地黄18g，当归18g，茯苓15g，桂枝12g，牡丹皮12g，怀山药30g，泽泻12g，茯苓9g，怀牛膝24g，制首乌12g，白花蛇舌草30g，泽兰15g	阳虚甚加鹿角胶6g，炮附子9g	每日1剂，水煎服，早、晚饭后半小时服用，20日为1个疗程，治疗3个疗程	C	60%≤专家认可度<75%	弱推荐

表6 化疗相关骨髓抑制的中医管理（中成药）

处方	治则	主要临床表现	用药组成	用法用量及疗程	证据级别	专家共识度	推荐意见
贞芪扶正颗粒	补气养阴	神疲乏力	黄芪、女贞子	1袋/次，2次/日，连服3周	C	专家认可度≥75%	强推荐
复方皂矾丸	生血止血、益气养阴	头晕、胸闷乏力	海马、西洋参、皂矾等	8丸/次，3次/日，连服10天	C	专家认可度≥75%	强推荐
芪胶升白胶囊	补血益气	头昏眼花、气短乏力、自汗盗汗	大枣、阿胶、血人参、淫羊藿、苦参、黄芪、当归	4粒/次，3次/日，连服4周	C	专家认可度≥75%	强推荐
复方阿胶浆	补气养血	气血两虚，头晕目眩、心悸失眠、食饮不振	阿胶、红参、熟地黄、党参、山楂	20ml/次，3次/日，连服2周	C	专家认可度≥75%	强推荐
地榆升白片	凉血止血、升白	头晕、乏力、肢体酸软	地榆	2片/次，3次/日，连服2周	C	专家认可度≥75%	强推荐
艾愈胶囊	补气养血、解毒散结	神疲乏力	山慈菇、白英、苦参、淫羊藿、人参、当归、白术等	3粒/次，3次/日，连服8周	C	专家认可度≥75%	强推荐
生血宝颗粒	养肝肾、补气血	神疲乏力、头晕耳鸣	制何首乌、女贞子、桑椹、墨旱莲、白芍、黄芪、狗脊	1袋/次，2次/日，连服2周	C	专家认可度≥75%	强推荐

表 7 化疗相关骨髓抑制的中医管理（适宜技术）

干预措施	穴位	操作方法	证据级别	专家认可度	推荐意见
针刺	足三里、三阴交、血海、肾俞（双侧）	患者取侧卧位，各穴位均直刺进针1.5寸后，采用捻转补法，针下得气后，捻转角度小，用力轻，频率慢，每10min施手法1次，每日1次，每次30min，连续5天	C	专家认可度≥75%	强推荐
穴位注射	足三里（双侧）	患者取平卧位，抽取黄芪注射液或维生素 B_{12}、地塞米松等，右手持注射器对准足三里穴，快速进入皮下，然后缓慢将针推进，达到一定深度后提插补泻手法使之产生得气感应，无回血后，缓慢注入黄芪注射液，以局部酸胀能忍为度，每日1次，双侧交替，从患者化疗前1天到化疗结束后1日为1个疗程，共10日	C	60%≤专家认可度<75%	弱推荐

有符合临床问题纳排标准的 1 项 Meta 分析共纳入 13 项 RCT[33]，评估中西医结合治疗卵巢癌化疗后骨髓抑制的疗效，涉及 1053 例患者，试验组干预方式在对照组基础上加用六君子汤加减，对照组为单纯化疗，主要结局指标为白细胞减少发生率、血小板减少发生率。该 Meta 分析显示，与对照组相较，试验组的白细胞减少发生率［RR=0.42，95%CI（0.32，0.56），I^2=0%，$P<0.000\,01$］、血小板减少发生率［RR=0.65，95%CI（0.50，0.85），I^2=0%，$P=0.0002$］

（n=759）均下降。

有符合临床问题纳排标准的 1 项 Meta 分析[34] 共纳入 10 项 RCT，涉及 677 例患者，试验组在对照组的基础上加用当归补血汤加减，对照组为常规化疗，主要结局指标为白细胞减少发生率、白细胞计数、血红蛋白水平、血小板计数，与对照组相比较试验组的白细胞减少发生率下降［RR=0.32，95%CI（0.20，0.51），I^2=5%，P<0.000 01］（n=412）；白细胞计数水平升高［MD=1.07，95%CI（0.42，1.73），I^2=94%，P=0.001］（n=422）；血红蛋白水平升高［MD=16.76，95%CI（8.4，25.11），I^2=89%，P<0.0001］（n=302）；血小板计数水平升高［MD=30.51，95%CI（19，42.02），I^2=90%，P<0.000 01］（n=362）。

将符合纳排标准的 2 项 RCT[35-36] 进行 Meta 分析，观察肾气汤加减预防卵巢癌化疗后骨髓抑制，主要结局指标为治疗骨髓抑制发生率，试验组较对照组能改善化疗后骨髓抑制［RR=0.69，95%CI（0.54，0.86），I^2=18%，P=0.001］（n=264）。

中成药：有符合临床问题纳排标准的 1 项 Meta 分析[37] 共纳入 33 项 RCT，涉及患者 2666 例，试验组采用化疗联合贞芪扶正制剂，对照组为化疗加安慰剂，主要结局指标为白细胞计数、血小板计数、血红蛋白水平。Meta 分析结果提示贞芪扶正制剂辅助化疗治疗肿瘤能改善骨髓抑制，改善白细胞减少［MD=0.55，95%CI（0.43，0.71），P<0.0001］（n=1022）、血小板减少［MD=0.49，95%CI（0.35，0.70），P<0.001］（n=826）、贫血［MD=0.45，95%CI（0.28，0.75），P<0.002］（n=541）的发生。

有符合临床问题纳排标准的 1 项 Meta 分析[38]，评估了复方皂矾丸对化疗后骨髓抑制的影响，共纳入 8 项 RCT，共涉及 1452 例患者，试验组在对照组基础上加用复方皂矾丸，对照组为空白或利血生治疗，主要结局指标有血小板减少发生率、白细胞Ⅲ、Ⅳ度减少发生率、贫血发生率，结果显示，试验组血小板减少发生率较对照组低［RR=0.46，95%CI（0.27，0.77），I^2=72%，P=0.003］（n=613）；白细胞Ⅲ、Ⅳ度减少发生率较对照组低［RR=0.44，95%CI（0.21，0.94），I^2=57%，P=0.030］（n=485）；贫血发生率较对照组低［RR=0.33，95%CI（0.16，0.67），I^2=70%，P=0.002］（n=354）。

有符合临床问题纳排标准的 1 项 Meta 分析[39]，共纳排 6 项 RCT，评估了芪胶升白胶囊治疗卵巢癌化疗后骨髓抑制的疗效，纳入患者 582 例，试验组在对照组基础上加用芪胶升白胶囊，对照组为在常规治疗基础上采用安慰剂或其他升白细胞药。常规治疗包括营养、护肝、护胃、护心、抗过敏等对症支持治疗。主要结局指标为白细胞减少发生率，结果显示芪胶升白胶囊组防治恶性肿瘤化疗引起的白细胞减少的疗效高于对照组［RR=0.41，95%CI（0.30，0.55），I^2=53%，P＜0.000 01］（n=582）。

有符合临床问题纳排标准的 1 项 Meta 分析[40]，纳入 17 项 RCT，共 1139 例患者，评估了复方阿胶浆联合放、化疗防治癌症化疗后骨髓抑制的疗效。对照组采用单纯放、化疗，试验组在对照组的基础上联合复方阿胶浆，主要结局指标为外周血白细胞数量下降程度。Meta 分析结果显示，与单纯化疗组相比，联用复方阿胶浆组白细胞数量下降程度明显低于对照组［MD=-0.71，95%CI（-1.14，-0.28），I^2=74%，P=0.001］（n=576）；血红蛋白下降程度明显低于对照组［MD=-10.34，95%CI（-15.10，-5.58），I^2=91%，P<0.001］（n=719）；血小板下降程度明显低于对照组［MD=-20.94，95%CI（-35.63，-6.25），I^2=0%，P=0.005］（n=422）；红细胞下降程度明显低于对照组，差异有统计学意义［MD=-0.46，95%CI（-0.69，-0.23），I^2=79%，P<0.000 1］（n=364）。

符合纳排标准的 1 项 Meta 分析，共纳排 12 项 RCT[41]，涉及患者 862 例，试验组为常规化疗药联合地榆升白片，对照组为化疗药治疗或联合其他升白药。主要结局指标为重度骨髓抑制发生率（白细胞计数<$2×10^9$/L 为重度骨髓抑制）。结果表明，地榆升白片降低重度骨髓抑制发生率［RR=0.75，95%CI（0.69，0.83），I^2=91%，P<0.000 01］（n=540）。

有符合该临床问题纳排标准的 3 项[42-44]评估艾愈胶囊治疗化疗后骨髓抑制的 RCT，涉及 377 名患者，试验组在对照组基础上加用艾愈胶囊，对照组为常规化疗，主要结局指标为白细胞减少发生率，基于这些研究行 Meta 分析，结果显示：艾愈胶囊能降低白细胞减少的发生率［RR=0.31，95%CI（0.20，0.48），I^2=0%，P<0.000 01］（n=377）。

将符合纳排标准的 2 项 RCT[45-46]进行 Meta 分析，评估生血宝颗粒防治化疗导致白细胞减少的疗效，涉及 756 例患者，试验组在对照组基础上加生血宝颗粒，对照组为口服淀粉模拟生血宝颗粒或贞芪扶正冲剂。主要结局指标为白细胞计数，结果显示试验组较对照组能改善化疗后白细胞下降 [MD= 1.56，95%CI（1.22，1.90），I^2=0%，$P<0.000\ 01$]（n=156）。

适宜技术：1 项符合纳排标准的 Meta 分析纳入 10 项 RCT，涉及 722 例患者，评估针刺足三里、三阴交、血海、肾俞治疗骨髓抑制的疗效[47]，试验组在对照组基础上加用针刺，对照组为空白或假针刺或等待治疗，主要结局指标为白细胞和血小板计数。结果显示，与对照组比较，治疗组提高癌症患者化疗后白细胞计数 [MD=0.88，95%CI（0.71，1.05），I^2=45%，$P<0.01$]（n=722）和血小板计数 [MD=25.91，95%CI（16.86，34.97），I^2=40%，$P<0.01$]（n=452）。

1 项关于穴位注射防治肿瘤放化疗后白细胞减少的 Meta 分析[48]，共纳入符合标准的 11 项 RCT，试验组在对照组基础上加用黄芪注射液、维生素 B_{12} 等穴位注射，对照组为单纯化疗或口服升白药物如利血生等，主要结局指标为治疗重度骨髓抑制有效率，结果发现：穴位注射能缓解肿瘤放化疗后重度骨髓抑制 [OR=4.58，95%CI（2.72，7.70），I^2=0%，$P<0.05$]（n=592）；改善患者的骨髓抑制 [OR=2.11，95%CI（1.45，3.08），I^2=30%，$P<0.05$]（n=592）；升高患者外周血的白细胞计数 [MD=1.10，95CI%（0.61，1.59），I^2=48%，$P<0.05$]（n=255）。

2. 消化道不良反应

消化道反应是化疗最常见不良反应，以恶心、呕吐、便秘、腹泻等为主要临床表现。对于恶心、呕吐患者，西医采取止吐、保护胃黏膜等治疗，主要药物有 5- 羟色胺 3（5-HT3）受体拮抗药如昂丹司琼、格拉司琼等，也可合并异丙嗪、苯海拉明、地塞米松，多巴胺受体拮抗药（如甲氧氯普胺）等使用；对于强致吐性化疗可联合使用神经肽激酶（NK1）受体的拮抗药；对于便秘患者，症状较轻者可通过调节饮食改善症状，症状较重者，可使用缓泻药；对于腹泻患者，治疗一般以上泻、补液、保护胃肠黏膜、促进胃肠黏膜再生和修复为主等。中医认为，化疗药物属"克伐"之剂，为一种"药毒"直中脏腑，损及脾胃，治疗上常以调节中焦气机、健脾和胃为主，具体方法见表8和表9。

临床问题

卵巢癌化疗、PARP 抑制剂等导致的消化道不良反应，合并或不合并中医药（中药，适宜技术）干预，哪种更有优势？

推荐意见：最终基于循证依据、专家问卷及讨论会，对于化疗、PARP 抑制剂等导致的消化道不良反应，推荐合并口服旋覆代赭汤加减、香砂六君子汤加减、丁香柿蒂汤加减（C 类证据，专家认可度≥75%，强推荐）。

适宜技术推荐艾灸足三里（双侧）、内关（双侧）、中脘、神阙、关元、气海、合谷（双侧）；穴位贴敷神阙、中脘、足三里（双侧）、内关（双侧）、涌泉（双侧）、曲池（双侧）；甲氧氯普胺注射液足三里穴位注射（C 类证据，专家认可度≥75%，强推荐）。

表 8　化疗相关消化道不良反应的中药疗法（中药）

处方	治则	来源	主要临床表现	用药组成	随证/症加减	用法用量及疗程	证据级别	专家认可度	推荐意见
旋覆代赭汤加减	益气和胃，降逆止呕	《伤寒论》	恶心呕吐，胃脘痞闷或胀满，按之不痛，频频嗳气，舌苔白腻，脉缓或滑	党参15g，旋覆花10g，代赭石30g，制半夏10g，炙甘草6g，生姜3片，大枣6枚	食欲不振可加砂仁、陈皮	水煎服，每日1剂，化疗前3日开始加服，服药至化疗结束后1周	C	专家认可度≥75%	强推荐
香砂六君子汤加减	健脾益气和胃	《古今名医方论》	脘腹胀满痛，腹泻，呕吐痞闷，不思饮食，舌淡苔白腻	太子参30g，炒白术15g，茯苓15g，陈皮10g，姜半夏10g，砂仁(后下)10g，炒白扁豆15g，炙甘草3g	出现口腔黏膜炎者可加甘草、黄连、生地、生白术、连翘、腹泻明显者，可加石榴皮、肉豆蔻、诃子等收敛固涩之品	水煎服，每日1剂，分2次服用，化疗前1日开始服用，连服7日	C	专家认可度≥75%	强推荐
丁香柿蒂汤加减	温中益气，降逆止呃	《症因脉治》	呃逆，恶心欲吐，胸痞，脉迟者属胃中虚寒者	丁香10g，柿蒂15g，生姜10g，法半夏10g，茯苓25g，大枣10g，枳实10g，甘草6g，陈皮6g	便秘明显者可加生白术、枳实、当归、大黄、火麻仁、厚朴	以600ml水煎取200ml，午餐后1次温服，从化疗第1日开始，连续服用6日	C	专家认可度≥75%	强推荐

表 9 卵巢癌化疗消化道反应的中医治疗（适宜技术）

干预方式	主要临床表现	穴位组成	用法用量及疗程	证据级别	专家认可度	推荐意见
灸法	恶心呕吐	足三里（双侧）、内关（双侧）、中脘、神阙、关元、气海、合谷（双侧）	患者取仰卧屈膝位，任取数穴，点燃艾条距皮肤2～3cm施灸，每次30min，以皮肤灼热微痛为佳，3次/日，化疗前2h使用	C	专家认可度≥75%	强推荐
穴位贴敷	恶心呕吐，食欲不振	神阙、中脘、足三里（双侧）、内关（双侧）、涌泉（双侧）、曲池（双侧）	制作方法：取吴茱萸、生姜、清半夏按1：6：6研成粉末，用醋调成膏敷于穴位，2h后去除敷贴药1次/日，连用3～7日，化疗前2h使用	C	专家认可度≥75%	强推荐
足三里穴位注射	恶心呕吐	足三里（双侧）	甲氧氯普胺注射液穴位注射双侧足三里，取穴部位于接鼻下3寸，胫骨旁开一指，进行常规消毒，采用6.5号针头和5ml注射器抽吸10mg甲氧氯普胺注射液，直刺足三里穴2cm，回抽无回血下缓慢注射甲复安注射液，每侧穴位注射5 mg，1次/日，连续3日，化疗前2h使用	C	专家认可度≥75%	强推荐

证据描述：1 项符合临床问题纳排标准的 Meta 分析[49]共纳入 12 项 RCT，观察了旋覆代赭汤及加味预防肿瘤化疗后恶心呕吐的疗效，涉及 848 例患者，试验组在对照组基础上加用旋覆代赭汤加减治疗，该方疗程与化疗周期同步，运用在化疗前或至化疗后。对照组采用昂丹司琼、格拉司琼、甲氧氯普胺等止吐。主要结局指标为止吐有效率，Meta 分析结果提示试验组较对照组能明显缓解化疗后恶心呕吐 [RR=1.20，95%CI（1.13，1.27），I^2=14%，$P<0.000\ 01$]（ n=848 ）。

有 1 项符合临床问题纳排标准 Meta 分析[50]共纳入 5 项 RCT，观察加味香砂六君子汤联合 5-HT3 受体拮抗药类止吐药治疗肿瘤化疗呕吐，涉及 416 例患者，试验组采用加味香砂六君子汤与昂丹司琼或格拉司琼药物；对照组采用昂丹司琼或格拉司琼，主要结局指标为止吐有效率。Meta 分析结果显示：治疗后试验组呕吐完全缓解病例数高于对照组 [OR=1.55，95%CI（1.02，2.37），I^2=8%，P=0.04]（ n=416 ）。

将符合临床问题纳排标准的 5 项关于丁香柿蒂汤加减治疗肿瘤化疗后呃逆呕吐的 RCT[51-55]进行 Meta 分析，涉及 349 例患者，对照组采用 5-HT3 受体拮抗类止吐药，试验组在对照组基础上加用丁香柿蒂汤加减。主要结局指标为呕吐发生率，结果显示试验组较对照组能改善化疗后呃逆呕吐 [RR=0.86，95%CI（0.74，0.99），I^2=26%，P=0.04]（ n=349 ）。

适宜技术：1 项符合临床问题纳排标准的灸法防治肿瘤放化疗后恶心呕吐的 Meta 分析[56]，共有 13 项 RCT，涉及 1167 例患者，其中试验组 583 例，均在对照组基础上加用灸法，对照组 584 例，干预措施为空白对照或加用地塞米松或托烷司琼等。主要结局指标为止吐有效率，结果表明：与对照组相比试验组加用灸法更好地止吐［OR=3.71，95%CI（2.64，5.22），I^2=0%，$P<0.05$］（n=1167），总结归纳穴位有神阙、中脘、足三里（双侧）、内关（双侧）、涌泉（双侧）、曲池（双侧）。

1 项符合临床问题纳排标准的 Meta 分析[57]纳入 12 篇中药穴位贴敷联合 5-HT3 受体拮抗药治疗化疗相关性恶心呕吐的 RCT，主要结局指标为止吐有效率，结果表明：中药穴位贴敷组治疗化疗后恶心呕吐的有效率高于对照组［OR=4.71，95%CI（3.23，6.85），I^2=8%，$P<0.00001$］（n=922），加用中药穴位贴敷后可减少 5-HT3 受体拮抗剂便秘发生率［OR=0.32，95%CI（0.16，0.62），I^2=0%，P=0.0008］（n=305）。

1 项符合临床问题纳排标准 Meta 分析[58]，纳入 6 项足三里穴位注射治疗肿瘤化疗后恶心呕吐的 RCT，涉及患者 395 例，足三里穴位注射组 199 例，在对照组基础上加用足三里穴位注射甲氧氯普胺注射液，对照组 196 例，采用 5-HT3 受体拮抗类止吐药。主要结局指标为止吐有效率，结果表明：足三里穴位注射联合 5-HT3 受体拮抗药对治疗急性期化疗后恶心呕吐疗效高于对照组［OR=1.78，95%CI（1.06，2.96），I^2=0%，$P<0.05$］（n=395）。足三里穴位注射联合

5-HT3 受体拮抗药组治疗化疗第 2 天延迟性恶心呕吐的疗效高于对照组 [OR=1.78，95%CI（1.06，2.96），I^2=55%，P<0.05]（n=395）。足三里穴位注射组联合 5-HT3 受体拮抗药治疗化疗第 3 天延迟性化疗后恶心呕吐的疗效高于对照组 [RR=1.58，95%CI（1.31，1.90），I^2=92%，P<0.001]（n=271）。

3. 周围神经病变

恶性肿瘤化疗后周围神经病变是化疗后常见的不良反应，主要表现为四肢远端对称性的疼痛、麻木感和触觉异常，严重者可能累及四肢近端，伴有腱反射消失或运动失调，其发病机制复杂，包括组织、细胞结构改变和功能异常。常见的机制包括离子通道改变、外周敏化、中枢敏化、下行抑制系统功能降低和神经胶质细胞活化等。西医的神经营养剂、抗氧化剂 / 细胞保护剂和钙镁合剂在预防化疗后周围神经症状上疗效有限。周围神经病变的发生限制了化疗药物的剂量，严重影响了抗肿瘤治疗效果及患者生活质量。中医认为，局部肢体的麻木不仁、疼痛、软弱无力，属中医"痹证"范畴，化疗药物峻伤气血，邪阻脉络，血不荣筋，则出现肢端麻木；脉络空虚，卫气不达四末，易受外邪侵袭。其主要病机为"气虚络痹，血不荣筋"，因此对于化疗导致的周围神经病变，以温经通络、益气活血、养血柔筋为主要治则，具体方法见表 10 和表 11。

表 10　化疗相关周围神经病变的中医治疗（中药）

干预措施	处方	治则	来源	主要临床表现	用药组成	随证/症加减	用法用量及疗程	证据级别	专家认可度	推荐意见
口服汤剂	黄芪桂枝五物汤	益气温经活血通络	《金匮要略》	全身不同部位主观感觉异常（如麻木感、蚁走感、肿胀感、沉重感、电击感、冷热感或感觉吹凉风感），疼痛，感觉减退，感觉缺失或感觉超敏，肌肉痉挛、僵硬和萎缩等	生黄芪30g，桂枝9g，白芍9g，生姜18g，大枣15g	下肢麻木者，加怀牛膝10g，杜仲10g；上肢麻木重者，加鸡血藤15g，桑枝10g，姜黄8g；血虚重者，加熟地黄15g	水煎服，每日1剂，每次200ml，早晚2次分服，21日为1个疗程	C	专家认可度≥75%	强推荐
	补阳还五汤		《医林改错》	四肢末端痛痒不觉，感觉减退及活动障碍等	生黄芪30g，当归尾12g，赤芍9g，地龙3g，川芎6g，红花6g，桃仁6g		水煎服，每日1剂，早晚2次分服	C	专家认可度≥75%	强推荐
中药泡洗	黄芪桂枝五物汤加减	益气通络和血蠲痹	《金匮要略》	肢体对称性的感觉异常、麻木、疼痛甚至伴有腱反射消失或运动失调等	生黄芪20g，桂枝9g，艾叶15g，红花9g，赤芍9g，当归9g，川芎9g，木瓜9g，蚕沙3g		外用，热水3000ml，暴露手足，利用药液蒸汽熏蒸片刻至水温降至38～40℃时，四肢浸泡至踝关节及腕关节以上5cm，每次浸泡时间约25min，每天1饮，连续3周	C	60%≤专家认可度<75%	弱推荐

表 11　化疗相关周围神经病变的中医治疗（适宜技术）

干预措施	主要临床表现	用药组成	用法用量及疗程	证据级别	专家认可度	推荐意见
针刺	肢体感觉异常、麻木、疼痛、肌肉痉挛、僵硬等	曲池、手三里、外关、合谷、八邪、环跳、伏兔、风市、血海、阳陵泉、足三里、丰隆、三阴交、太冲、八风，均双侧取穴	患者仰卧位，75% 酒精消毒穴位，采用 5cm 毫针直刺 1～1.5cm，采用平补平泻手法捻转，得气后留针 30min，每日 1 次或每周 5 次，每次持续 30min	C	专家认可度≥75%	强推荐

临床问题

卵巢癌化疗导致的周围神经病变，合并与不合并中医药（中药、适宜技术）干预，哪种更有优势？

推荐意见：最终基于循证依据、专家问卷及讨论会，在减少化疗导致的神经毒性方面，推荐合并口服补阳还五汤加减、黄芪桂枝五物汤加减（C 类证据，专家认可度≥75%，强推荐），可以考虑黄芪桂枝五物汤外用（C 类证据，60%≤专家认可度<75%，弱推荐）。

适宜技术推荐针刺曲池、手三里、外关、合谷、八邪、环跳、伏兔、风市、血海、阳陵泉、足三里、丰隆、三阴交、太冲、八风（以上穴位均为双侧）（C 类证据，专家认可度≥75%，强推荐）。

证据描述：中药：1 项 Meta 分析[59]共纳入 15 项 RCT，观察了黄芪桂枝五物汤对化疗后周围神经病变的改善作用，涉及 849 例患者，对照组为化疗联合或不联合甲钴胺片治疗；试验组为上述治疗方案基础上联合黄芪桂枝五物汤，主要结局指标为周围神经病变的发生率。结果显示：试验组比对照组降低化疗后周围神经病变发生率［RR=0.57，95%CI（0.40，0.81），I^2=90%，P=0.002］及严重发生率［RR=0.35，95%CI（0.25，0.48），I^2=0%，P＜0.000 01］，与甲钴胺相比，黄芪桂枝五物汤加减降低周围神经病变的总发生率［RR=0.51，95%CI（0.39，0.66），I^2=0%，P＜0.000 01］及严重发生率［RR=0.37，95%CI（0.19，0.70），I^2=0%，P=0.002］（n=849）。

将符合纳排标准的 5 项 RCT[60-64]进行 Meta 分析，观察补阳还五汤对化疗后周围神经病变的改善作用，试验组在化疗前 1 天开始口服补阳还五汤，对照组每日给予甲钴胺片 0.5mg，主要结局指标为有效率。试验组较对照组化疗后周围神经毒性具有明显改善［RR=0.54，95%CI（0.41，0.72），I^2=41%，P＜0.000 01］（n=300）。

将符合纳排标准的 2 项 RCT[65-66]进行 Meta 分析，观察了外用黄芪桂枝五物汤加减对化疗后周围神经病变的改善作用，涉及 108 例患者，试验组和对照组均采用含有致周围神经毒性药物（奥沙利铂或紫杉醇或环磷酰胺）的化疗方案化疗，试验组使用黄芪桂枝五物汤加减中药外洗，对照组采用甲钴胺或空白，主要结局指标为有效率。试验组较对照组化疗后周围神经毒性具有明显改善［RR=0.60，95%CI（0.41，

0.85），I^2=0%，P=0.005］（n=108）。

适宜技术：1项 Meta 分析[67]共纳入8项 RCT，观察了中医适宜技术针刺对周围神经病变的改善作用，涉及471例患者，试验组为针刺治疗，对照组为肌内注射营养神经药，主要结局指标为有效率。试验组较对照组化疗后周围神经毒性明显改善［OR=2.41，95%CI（1.56，3.72），I^2=0%，P<0.000 01］（n=471）。

4. 脱发

脱发是肿瘤患者化疗最常见的不良反应之一，可引起持续的负面情绪，降低生活质量；中医方面，认为"发为血之余"，头发的生长与脱落是以血贯穿其始末的，血是头发生长的物质基础。而脾胃为气血生化之源，肾主骨生髓，髓可养脑、化血、生骨。临床通过益气健脾、补肾治疗化疗后的脱发，具体方法见表12。

临床问题

卵巢癌化疗后脱发，合并或不合并中医药（中药、适宜技术）干预，哪种更有优势？

推荐意见：最终基于循证依据、专家问卷及讨论会，对卵巢癌化疗脱发，推荐四君子汤合七宝美髯丹加减防治（C类证据，专家认可度≥75%，强推荐）。推荐使用冰帽（C类证据，专家认可度≥75%，强推荐）。

证据描述：将符合纳排标准的7项 RCT[68-74]进行 Meta 分析，观察了口服四君子汤合七宝美髯丹加减对化疗后不良

表 12 化疗相关脱发的中医管理

干预措施	治则	处方	来源	主要临床表现	用药组成	随证/证加减	用法用量及疗程	证据级别	专家认可度	推荐意见
中药汤剂	益气健脾	四君子汤合七宝美髯丹加减	《太平惠民和剂局方》和《医方集解》	脱发、毛发枯槁，生长缓慢，兼有贫血、气短乏力明显	党参15g，黄芪30g，太子参15g，白术15g，茯苓15g，炙甘草6g	头发枯槁严重者，加枸杞子、制何首乌、当归、桑椹；阴虚甚者加墨旱莲、女贞子	水煎服，每日1剂，早晚饭后半小时服用；每4周为1个疗程	C	专家认可度≥75%	强推荐
外治法	—	冰帽	—	卵巢癌患者化疗后脱发	—	—	①将冰块敲成小冰块放置盆内，用水冲去冰块的棱角，防止刮破冰帽。②冰块放置入冰帽内1/2或2/3满。③排水管夹闭，检查有无漏水。④床头垫小橡胶单和治疗巾，保护床单、避免潮湿。⑤患者头部和颈部用干毛巾包裹后置冰帽中，保护双耳，防止冻伤和不良反应。双眼不能闭合者，涂眼膏后用纱布覆盖眼睛以保护眼角膜	C	专家认可度≥75%	强推荐

反应，其中包含脱发的改善作用，涉及 727 例患者，对照组为采用化疗药物，试验组上述治疗基础上联合四君子汤和七宝美髯丹加减，主要结局指标为脱发发生率。研究结果显示，与对照组相比，试验组降低了脱发的发生率［RR=0.55，95%CI（0.36，0.85），I^2=61%，P=0.007］（n=727）。

1 项 Meta 分析[75] 共纳入 27 项 RCT，观察了外用头皮降温冰帽对肿瘤患者化疗后脱发的治疗作用，涉及 2202 例患者，试验组和对照组均采用含有致脱发的化疗药物，试验组化疗期间外用头皮降温冰帽，主要结局指标为脱发发生率。结果显示，与对照组相比，试验组降低脱发的发生［RR=0.61，95%CI（0.55，0.67），I^2=88%，$P<0.001$］（n=2202）。

5. 高血压

高血压是使用抗血管生成药物常见的不良反应之一，严重时可致心肌梗死、脑出血、卒中、肾功能损伤等疾病，影响患者药物使用的依从性。对于使用抗血管生成药物导致的高血压，一般处理方式遵循高血压常规治疗。临床中主要以药物治疗为主，常见一线药物种类包括利尿药、β 受体拮抗药、血管紧张素转化酶抑制药、血管紧张素 II 受体拮抗药和钙通道阻滞药等。尽管高血压患者可选择的药物种类较多，但在全球范围内接受治疗且血压达到目标控制的人群比例仍然非常低。高血压可归于传统医学中"眩晕病"范畴，早在《黄帝内经》中就有所提及，中医药干预方式临床疗效显著，且有利于提高患者依从性，减轻单纯降压药物治疗带来的不良反应，具体方法见表 13 和表 14。

表 13 高血压的中医治疗（适宜技术）

干预措施	治则	处方	主要临床表现	用药组成	随证/症加减	用法用量及疗程	证据级别	专家认可度	推荐意见
针灸	平肝潜阳清肝降火	穴位贴敷	眩晕、头痛、五心烦热、心悸、失眠、耳鸣、健忘、舌暗红少苔、脉细数	吴茱萸30g、怀牛膝30g、杜仲20g、天麻25g、龙齿20g、川芎30g、三七20g、朱砂10g、龙胆草10g、柴胡10g、菊花10g、决明子20g、夏枯草10g、石决明20g、珍珠母20g、白芥子5g	—	将药物在阳光下进行暴晒，烘干之后将其磨成粉状，用姜汁、蜂蜜或白醋调和成糊状，选涌泉、太冲、三阴交、中脘、神阙中的1~3个穴位贴敷	C	专家认可度≥75%	强推荐
		针刺		三阴交、太冲、风池、百会、内关、曲池、足三里、太溪、合谷穴、肝俞，均为双侧	—	于穴位常规消毒，选用毫针进行针刺，施行捻转泻法，提插泻法和平补平泻法	C	专家认可度≥75%	强推荐
		耳穴压豆	头晕、头部胀痛或无不适	神门、肾、交感、心、降压沟（均为双侧）	体质虚弱者加脾穴，心烦易怒者加肝穴	使用75%酒精棉球擦拭耳部，将3~5粒王不留行籽粘贴于0.36cm²的小块胶布正中，后对准耳穴贴紧，进行适当揉捏按压，每次5min，每周3次，2~3日换一次	C	专家认可度≥75%	强推荐
健身气功	—	太极拳	头晕、头部胀痛或无不适	太极拳组合动作练习	—	太极拳练习4~5课/周，每次50~60分/节，6~12个月为1个疗程	C	专家认可度≥75%	强推荐

表 14 高血压的中医治疗（中药）

干预措施	治则	处方	来源	主要临床表现	用药组成	随证/症加减	用法用量及疗程	证据级别	专家认可度	推荐意见
中药汤剂	祛痰息风	半夏白术天麻汤	《医学心悟》	眩晕、头重如蒙，或伴视物旋转，胸闷恶心、食少多寐，舌苔白腻，脉濡滑	制半夏 9g，白术 12g，天麻 10g，橘红 10g，陈皮 9g，茯苓 15g，甘草 6g	胸闷纳呆者加白豆蔻、砂仁；频繁呕吐者加姜竹茹、代赭石、旋覆花；久病入络者加红花、地龙、当归	水煎服，早晚饭后半小时服用，每日 1 剂；2～8周为 1 个疗程	C	60%≤专家认可度<75%	弱推荐
	平肝息风	天麻钩藤饮	《杂病证治新义》	眩晕、耳鸣、头目胀痛，急躁易怒、口苦、失眠多梦，舌红苔黄，脉弦或数	天麻10g，钩藤（后下）12g，石决明（先煎）20g，山栀 9g，黄芩 9g，牛膝 12g，杜仲 9g，益母草 9g，桑寄生9g，首乌藤 9g，茯神 9g	头痛、眩晕可加羚羊角、牡蛎	水煎服，早晚饭后半小时服用，每日 1 剂；每 4周为 1 个疗程	C	60%≤专家认可度<75%	弱推荐
中成药	清热平肝补益肝肾	清肝降压胶囊	—	眩晕、耳鸣、健忘、面红目赤，急躁易怒、口干口苦、腰膝酸软，舌红少苔，脉弦或细数	制何首乌、夏枯草、炒槐花、桑寄生、丹参、葛根、泽泻、小蓟、远志、川牛膝	—	口服，每次 3 粒，每日 3 次	C	60%≤专家认可度<75%	弱推荐

临床问题

卵巢癌使用抗血管生成靶向药物引起血压升高，合并与不合并中医药（适宜技术、中药）干预，哪种更有优势？

推荐意见：最终基于循证依据、专家问卷及讨论会，对于控制卵巢癌使用抗血管生成药物引起血压升高，适宜技术推荐使用涌泉、太冲、三阴交、中脘、神阙穴中的1～3个贴敷糊状的吴茱萸、牛膝、杜仲、天麻、龙齿、川芎、三七、朱砂、龙胆草、柴胡、菊花、决明子、夏枯草、石决明、珍珠母、白芥子；推荐耳穴神门、肾、交感、心、降压沟压豆，均双侧取穴；推荐针刺三阴交、太冲、风池、百会、内关、曲池、足三里、太溪、肝俞、合谷穴，均双侧取穴；推荐太极拳（C类证据，专家认可度≥75%，强推荐）。

中药可以考虑口服中药半夏白术天麻汤、天麻钩藤饮、清肝降压胶囊控制血压（C类证据，60%≤专家认可度＜75%，弱推荐）。

证据描述：适宜技术：1项Meta分析[76]共纳入41项RCT，观察了穴位贴敷治疗高血压的疗效，涉及3772例患者，试验组干预方式包括穴位贴敷和穴位贴敷联合口服中药，对照组干预方式为降压药，主要结局指标为有效率。结果显示试验组较对照组降压有效率高［OR=1.23，95%CI（1.15，1.32），I^2=73%，P＜0.000 01］（n=2559）。

1项Meta分析[77]共纳入44项RCT，观察了耳穴治疗高血压的疗效，涉及5022例患者，试验组干预方式包括降压药联合耳穴压豆，对照组干预方式为降压药，主要结局指标为有效率。与对照组相比较，结果显示，试验组有效降低血压〔HR=1.22，95%CI（1.17，1.26），I^2=0%，p＜0.000 01〕（n=2017）。

1项Meta分析[78]共纳入11项RCT，观察了针刺治疗高血压的疗效，涉及835例患者，试验组干预方式包括针刺、针药联合和耳穴，对照组干预方式为降压药，主要结局指标为有效率。与对照组相比较，结果显示，试验组有效降低血压〔OR=4.28，95%CI（2.80，6.53），I^2=0%，P＜0.000 01〕（n=851）。

1项Meta分析[79]共纳入31项RCT，观察了太极拳治疗高血压的效果，涉及3223例患者，试验组干预方式为太极拳，对照组为常规护理、日常活动，主要结局指标为降低收缩压及舒张压的疗效。结果显示试验组较对照组降低了收缩压〔WMD=−11.3，95%CI（−14.6，−8.0），I^2=45.3%，P＜0.001〕（n=3223）和舒张压〔WMD=−4.8，95%CI（−6.4，−3.1），I^2=65.9%，P=0.005〕（n=3223）。

中药：1项Meta分析[80]共纳入30项RCT，观察了半夏白术天麻汤治疗高血压的疗效，涉及2389例患者，试验组干预方式为半夏白术天麻汤联合常规西药降压，对照组干预方式为降压药，主要结局指标为有效率。结果显示试验组较对照组有效降低血压〔RR=1.18，95%CI（1.12，1.24），I^2=50%，P＜0.01〕（n=1267）。

1项Meta分析[81]共纳入12项RCT，观察了天麻钩藤饮治疗高血压的疗效，涉及1158例患者，试验组干预方式为天麻钩藤饮联合常规西药降压，对照组干预方式为降压药，主要结局指标为有效率。结果显示，试验组较对照组有效降低血压 [RR=1.19，95%CI（1.10，1.28），I^2=0%，$P<0.0001$]（n=418）。

1 项网状 Meta 分析[82] 共纳入 195 项 RCT，观察了中成药治疗高血压的疗效，涉及 22 546 例患者，试验组干预方式为中成药联合常规西药降压，对照组干预方式为降压药，结果显示清肝降压胶囊有效降低血压 [OR=6.93，95%CI（2.94，20.35）]（n=528）。

1 项网状 Meta 分析[83] 共纳入 192 项 RCT 研究，观察了中成药治疗高血压的疗效，涉及 23366 例患者，试验组干预方式为中成药联合常规西药降压，对照组干预方式为西药降压药，结果显示对于降低舒张压，清肝降压胶囊效果最优 [MD=−8.7，95%CI（−12.0，−5.5）]（n=851）。

1 项 Meta 分析[84] 共纳入 9 项 RCT，观察了清肝降压胶囊治疗高血压的疗效，涉及 1226 例患者，试验组干预方式为清肝降压胶囊联合常规西药降压，对照组干预方式为降压药，主要结局指标为降低血压的疗效。结果显示试验组较对照组有效降低舒张压 [MSD=−0.99，95%CI（−1.12，−0.86），I^2=24%，$P<0.000\,01$]（n=992），有效降低收缩压 [MSD=−11.37，95%CI（−12.91，−9.83），I^2=24%，$P<0.000\,01$]（n=992）。

6. 手足皮肤不良反应

多靶点激酶抑制剂如安罗替尼、仑伐替尼及小分子酪氨酸激酶抑制剂阿帕替尼在晚期卵巢癌治疗中应用广泛，手足皮肤反应是这类药物常见的毒副反应，与化疗药如阿霉素、卡培他滨等引起的手足综合征统称为手足皮肤不良反应，主要表现为局部皮肤角化过度、手足部敏感、麻刺感、烧灼感、红斑肿胀、皮肤变硬、起茧、起疱，发干、皲裂、脱屑等症状，多为双侧性，易出现在治疗后2～4周，与药物对血管的损伤、手足部汗腺较多、外部机械压力等有关。西医治疗缺乏有效药物，严重者可导致肿瘤治疗药物剂量下调或更换方案。中医以活血、消肿、止痛为法，常以局部熏蒸外洗，直达病所。具体方法见表15。

临床问题

卵巢癌化疗或靶向治疗期间出现手足皮肤不良反应，中医药（中药、中医适宜技术）的疗效及安全性如何？

推荐意见：最终基于循证依据及专家问卷及讨论会，对于卵巢癌化疗或靶向治疗期间的手足皮肤不良反应，推荐应用黄芪桂枝五物汤加减中药外洗（C类证据，专家认可度≥75%，强推荐），以皲裂为主的加黄精、白及；以渗出液增多为主加黄柏、黄连；疼痛甚加五灵脂、蜂房、老鹳草（C类证据，专家认可度≥75%，强推荐）；可以考虑应用康复新液外洗或应用灸法（合谷、三阴交、太冲、督脉）（C类证据，60%≤专家认可度<75%，弱推荐）。

证据描述：共有符合临床问题纳排标准的13项RCT，涉及921例，患者西医合并观察中西医药物治疗抗肿瘤治疗期间手足皮肤不良反应疗效，各项随机研究结果均有统计学差异（$P<0.05$）。

表 15　手足皮肤不良反应的中医治疗

干预措施	治则	处方	来源	主要临床表现	用药组成	随证/症加减	用法用量及疗程	证据级别	专家共识度	推荐意见
中药外用	活血化瘀	黄芪桂枝五物汤加减	《金匮要略》	手足麻木，感觉迟钝，感觉异常，麻刺感，无痛感或疼痛，皮肤肿胀或红斑，脱屑，皲裂，硬结样水疱或严重的疼痛	红花10g，当归20g，桂枝10g，黄芪20g，赤芍15g，川乌10g，草乌10g，炮附子10g，鸡血藤30g	以皲裂为主的加黄精，白及；以渗出液增多为主加黄柏30g，黄连30g；疼痛甚加五灵脂30g，蜂房30g，老鹳草30g	每日1剂，煎取1000ml，恒温（35~40℃）浸洗患处，每次浸30min，日2次；1~3周为1个疗程	C	专家认可度≥75%	强推荐
中成药	—	康复新液		手足麻木，感觉迟钝，感觉异常，麻刺感，无痛感或疼痛，皮肤肿胀或红斑，脱屑，皲裂，硬结样水疱或严重的疼痛	美洲大蠊	—	将无菌纱布用康复新液浸透后直接敷于患处，依据程度换药，每日1~4次，直至痊愈	C	60%≤专家认可度<75%	弱推荐
适宜技术	—	灸法		以手足皮肤粗糙，皲裂，干燥脱屑为特征，伴或不伴有色素沉着及疼痛麻木	合谷（双），三阴交（双），太冲（双），督脉	—	每穴10min，隔日施灸1次，3周为1个疗程	C	60%≤专家认可度<75%	弱推荐

共有符合临床问题纳排标准的 9 项 RCT[85-93] 评估了黄芪桂枝五物汤加减外洗治疗抗肿瘤药物所致手足皮肤不良反应的疗效，共涉及 692 例患者，试验组用黄芪桂枝五物汤加减外洗或联合西医常规治疗及护理，对照组采用西医常规治疗及护理，主要结局指标为治疗总有效率，经 Meta 分析，结果显示试验组较对照组在治疗总有效率方面具有明显优势［RR=1.72，95%CI（1.53，1.94），I^2=82%，$P<0.000\ 01$］（n=692）。经归纳分析，提示应用较多的中药是红花 10g、当归 20g、桂枝 10g、黄芪 20g、赤芍 15g、紫草 30g、川乌 10g、草乌 10g、炮附子 10g、鸡血藤 30g。

共有符合临床问题纳排标准的 2 项 RCT[94-95] 分别报道了康复新液治疗抗肿瘤药物所致手足皮肤不良反应和手足皲裂的疗效，共涉及 113 例患者，试验组采用康复新液联合西医常规治疗或护理，对照组采用西医常规治疗或护理，主要结局指标为治疗总有效率，经 Meta 分析，结果显示试验组较对照组在治疗总有效率方面具有明显优势［RR=1.48，95%CI（1.18，1.85），I^2=0%，P=0.0007］（n=113）。

共有符合临床问题纳排标准的 2 项 RCT[96-97] 分别报道了灸法、灸法联合中药外洗治疗抗肿瘤药物所致手足皮肤不良反应的疗效，共涉及 116 例患者，试验组采用了灸法（或联合中药外洗）联合西医常规治理，对照组采用西医常规治疗，主要结局指标为治疗总有效率，经 Meta 分析，结果显示试验组较对照组在治疗总有效率方面具有明显优势［RR=1.52，95%CI（1.17，1.97），I^2=82%，P=0.002］（n=116）。经归纳分析，常用的穴位有合谷（双）、三阴交（双）、太冲（双）、督脉。

（三）晚期卵巢癌中医维持治疗

中医维持治疗

中医药维持治疗是指对初次诊断卵巢癌在手术和化疗达到最大限度临床缓解后，或经治后复发及难治的卵巢癌，采用辨证论治，调理气血，增强免疫力，祛除毒邪，恢复脏腑功能，改良"土壤"微环境，抑制肿瘤，改善症状。大量的临床实践及研究表明中医药维持治疗晚期卵巢癌对延长患者生存时间、提高生活质量具有不可替代的作用。以下是临床常见 5 种证型，不同分型的辨证以主症 2 个，并见主舌、主脉者；或符合主症 2 个，次症 1 个，任何舌脉者；或主症 1 个，次症不少于 2 个，任何舌脉者，即可辨证为本证。中成药使用具体见表 16。

1. 冲任失调

主症：身倦乏力，气少懒言，面色晦滞，疼痛如刺，痛处不移，拒按。

次症：潮热汗出，眩晕，大便难出，阴道流液或出血。

舌脉：舌淡暗或有紫斑，脉弦或沉涩。

治法：益气活血，调理冲任。

方药：理冲汤加减（《医学衷中参西录》）（B 类证据，专家认可度≥60%，强推荐）。

药物组成：黄芪 30g、党参 12g、白术 12g、山药 15g、天花粉 12g、知母 9g、三棱 6g、莪术 9g、鸡内金 9g。

2. 气滞血瘀

主症：情志抑郁或易怒，面色晦暗，形体消瘦，少腹胀痛，神疲乏力。

次症：纳呆食少，呃逆上气，口唇紫暗或爪甲紫暗，善太息。

舌脉：舌紫暗或有瘀点，脉细或涩。

治法：行气活血，祛瘀消癥。

方药：加味乌药散（《证治准绳》）合桂枝茯苓丸加减（《金匮要略》）（C类证据，专家认可度≥75%，强推荐）。

药物组成：乌药 9g、莪术 9g、肉桂 5g、当归 9g、桃仁 9g、青皮 9g、木香 6g、砂仁 6g、延胡索 9g、甘草 6g、桂枝 9g、茯苓 12g、牡丹皮 12g、白芍 12g。

3. 寒凝血瘀

主症：少腹积块，少腹冷痛，按之痛甚，得温痛减，肢冷色青。

次症：面色㿠白或黧黑、夜尿频、小便频数或清长，阴道流液或出血。

舌脉：舌紫暗，苔白，脉沉弦或沉紧。

治法：温中散寒，活血化瘀。

方药：附子理中汤合三棱煎加减（《三因极一病证方论》）（C类证据，专家认可度≥75%，强推荐）。

药物组成：炮附子 12g、人参 6g、干姜 6g、炙甘草 9g、白术 12g、三棱 6g、莪术 6g、青皮 9g、姜半夏 9g、炒麦芽 15g。

4. 阳虚水泛

主症：腰膝酸软，形寒肢冷，腹胀如鼓，身肿。

次症：腹中冷痛，小便少，大便不畅，面色白，神疲乏力。

舌脉：舌淡胖边有齿痕，苔白，脉沉细无力。

治法：温阳健脾利水。

方药：真武汤加减（《伤寒论》）（C类证据，专家认可度≥75%，强推荐）。

药物组成：茯苓 15g、白芍 15g、生姜 10g、炮附子 9g、白术 12g、黄芪 30g、大腹皮 15g、葶苈子 9g。

5. 瘀毒互结

主症：腹中积块，坚硬如石，固定不移，刺痛拒按，痛有定处，生长快速或有转移。

次症：发热烦躁，皮下瘀斑，腹大如鼓。

舌脉：舌暗或见紫斑、瘀点，脉涩。

治法：破气活血，解毒散结。

方药：大七气汤加减（《严氏济生方》）（C 类证据，专家认可度≥75%，强推荐）。

药物组成：三棱 6g、莪术 6g、青皮 9g、陈皮 9g、广藿香 9g、桔梗 9g、肉桂 5g、益智 9g、甘草 9g、香附 9g。

随证 / 症加减：毒热炽盛者加白花蛇舌草 30g、半枝莲 15g、龙葵 12g、蛇莓 12g，腹水多者加牵牛子黑白各 6g、葶苈子 9g、大腹皮 9g、水红花子 12g、泽泻 9g；腹胀甚者可加厚朴 9g、槟榔 9g、枳实 9g、熟大黄 12g；腹腔可触及肿块者酌加山慈菇 9g、皂角刺 9g、蜂房 5g、猫爪草 12g、海藻 12g、制天南星 9g、土鳖虫 6g、水蛭 3g、蜈蚣 2 条、全蝎 6g（无法进行 GRADE 证据评价，专家认可度≥75%，弱推荐），具体中成药使用见表 16。

表 16　卵巢癌维持治疗中成药

药物名称	药物组成	治则	适应证及注意事项	用法用量及疗程	证据质量	专家共识度	推荐强度
复方斑蝥胶囊	斑蝥、刺五加、女贞子、山茱萸、人参、三棱、莪术、熊胆粉、甘草、黄芪	扶正固本活血消癥	适用于正气虚弱、瘀血阻滞型卵巢癌的治疗	口服，每次3粒，每日2次，3个月为1个疗程	C	专家认可度≥75%	强推荐
西黄丸	人工牛黄、人工麝香、醋乳香、醋没药	解毒消肿散结	瘀毒互结所致的卵巢癌、脾胃虚寒者慎用	口服，每次4~8粒，每日2次，3个月为1个疗程	C	专家认可度≥75%	强推荐
康艾注射液	黄芪、人参、苦参素	益气扶正	增强机体免疫功能、过敏体质患者慎用	缓慢静脉滴注，每日1~2次，每日40~60ml，用5%葡萄糖溶液或生理盐水250~500ml稀释后使用，30天为1个疗程	C	专家认可度≥75%	强推荐
复方苦参注射液	苦参、白土苓	清热利湿凉血解毒	用于癌肿疼痛、出血，严重心肾功能不全者慎用	静脉滴注，每次20ml，用生理盐水200ml释后应用，全身总用量200ml为1个疗程	C	专家认可度≥75%	强推荐
参芪扶正注射液	党参、黄芪	益气扶正	适用于肺脾气虚证者	静脉滴注，每日250ml，21日为1个疗程	C	专家认可度≥75%	强推荐
参麦注射液	红参、麦冬	益气固脱养阴生津	适用于气阴两虚证者，增强机体免疫机能，孕妇及哺乳期妇女禁用	肌内注射，每次2~4ml，每日1次；静脉滴注：每次20~100ml，用5%葡萄糖注射液250~500ml稀释后使用，3~4日为1个疗程	C	专家认可度≥75%	强推荐

临床问题

中医单用或联合西药维持治疗晚期卵巢癌的疗效及安全性如何?

推荐意见:最终基于循证依据及专家问卷及讨论会,认为卵巢癌维持治疗单用或合并使用辨证中药在延长无进展生存、提升患者生存质量方面更具有优势。推荐冲任失调证以理冲汤加减为主(B 类证据,专家认可度≥60%,强推荐),气滞血瘀证以加味乌药散合桂枝茯苓丸加减为主,寒凝血瘀证以附子理中汤合三棱煎加减为主,阳虚水泛证以真武汤加减为主,瘀毒互结证以大七气汤加减为主(C 类证据,专家认可度≥75%,强推荐)。并在分型论治基础上随证 / 症加减,毒热炽盛者可选加白花蛇舌草 30g、半枝莲 15g、龙葵12g、蛇莓 12g,腹水多者可选牵牛子黑白各 6g、葶苈子 9g、大腹皮 9g、水红花子 12g、泽泻 9g;腹胀甚者可选加厚朴9g、槟榔 9g、枳实 9g、熟大黄 12g;腹腔可触及肿块可选加山慈菇 9g、皂角刺 9g、蜂房 5g、猫爪草 12g、海藻 12g、制天南星 9g、土鳖虫 6g、水蛭 3g、蜈蚣 2 条、全蝎 6g(无法进行 GRADE 证据评价,专家认可度≥75%,弱推荐)。

中成药推荐口服复方斑蝥胶囊、西黄胶囊,静脉推荐给予康艾注射液、复方苦参注射液、参芪扶正注射液、参麦注射液在卵巢癌维持治疗中更具有优势(C 类证据,专家认可度≥75%,强推荐)。

证据描述:共有符合纳排标准的 6 项 RCT[98-103] 观察了理冲汤加减治疗冲任失调型卵巢癌,共涉及 712 例患者,试验组干预方式为理冲汤加减或联合西医规范治疗，对照组干预方式为安慰剂或西医规范治疗，主要结局指标为中位无进展生存期（median progrossion-free survival，MPFS）。试验组较对照组能延长 MPFS［MD=1.84，95%CI（1.55，2.12），I^2=98%，P<0.000 01］（n=374），提高生存质量［MD=6.78，95%CI（4.53，9.03），I^2=0%，P<0.000 01］（n=230），改善中医症状［MD= −1.71，95%CI（−2.00，−1.43），I^2=93%，P<0.000 01］（n=218）。

共有符合临床问题纳排标准的 3 项 RCT[104-106] 观察了桂枝茯苓丸加减联合西医规范治疗干预气滞血瘀型卵巢癌的疗效，涉及 248 例患者，试验组干预方式为桂枝茯苓丸加减联合西医规范治疗，对照组干预方式为西医规范治疗，主要结局指标为客观缓解率（objective response rate，ORR）。试验组较对照组能够提高患者的 ORR［RR=1.37，95%CI（1.12，1.67），I^2=0%，P=0.002］（n=160），降低 CA125 水平［MD= −21.10，95%CI（−23.08，−19.13），I^2=97%，P<0.000 01］（n=248）。另有 1 项 RCT[107]（n=108）对照组采用西医规范治疗，试验组在对照组的基础上服用乌药散加减，试验组较对照组能够提高维持治疗阶段卵巢癌患者的疾病控制率（disease control rate，DCR），改善中医证候，增强免疫功能，降低肿瘤标志物及血清炎症因子水平，结果显示有统计学差异（P<0.05）。

共有符合纳排标准的 2 项 RCT[108-109] 观察了附子理中汤合三棱煎加减联合西医规范治疗干预寒凝血瘀型卵巢癌的疗效，共涉及 192 例患者，试验组干预方式为附子理中汤合三棱煎加减联合西医规范治疗，对照组干预方式为西医规范治疗，主要结局指标为ORR。试验组较对照组能够提高患者的 ORR［RR=1.17，95%CI（1.05，1.30），I^2=0%，P=0.005］（n=192），提高患者生存质量［MD=7.03，95%CI（3.32，10.74），I^2=0%，P=0.0002］（n=192），改善中医证候［MD=−7.34，95%CI（−8.29，−6.39），I^2=0%，P<0.000 01］（n=192）。

共有符合纳排标准的 3 项 RCT[110-112] 观察了真武汤加减联合西医规范治疗干预阳虚水泛型卵巢癌的疗效，共涉及 210 例患者，试验组干预方式为真武汤加减联合西医规范治疗，对照组干预方式为西医规范治疗，主要结局指标为腹腔积液有效率。试验组较对照组能够有效控制腹腔积液［RR=1.53，95%CI（1.24，1.90），I^2=0%，P<0.0001］（n=210），提高患者生存质量［MD=7.65，95%CI（5.90，9.39），I^2=18%，P<0.000 01］（n=210）。

共有符合纳排标准的 2 项 RCT[113-114] 观察了大七气汤加减联合西医规范治疗干预瘀毒互结型卵巢癌的疗效，共涉及 158 例患者，试验组干预方式为大七气汤加减联合西医规范治疗，对照组干预方式为西医规范治疗，主要结局指标为ORR。试验组较对照组能够提高 ORR［RR=3.22，95%CI（1.63，6.33），I^2=0%，P<0.000 01］（n=158），起到减毒增效的作用。

共有符合纳排标准的 3 项 RCT[115-117] 观察了复方斑蝥胶囊联合西医规范治疗干预维持期卵巢癌的疗效，共涉及 113 例患者，试验组干预方式为复方斑蝥胶囊联合西医规范治疗，对照组干预方式为西医规范治疗，主要结局指标为DCR。

试验组较对照组能够提高患者的 DCR［RR=1.26，95%CI（1.06，1.50），I^2=0%，P=0.01］（n=113），同时能够减轻患者的肝功能损伤［RR=0.51，95%CI（0.26，1.01），I^2=0%，P=0.01］（n=113）和周围神经病变［RR=0.44，95%CI（0.28，0.69），I^2=0%，P=0.06］（n=113）等不良反应的发生率。

共有符合纳排标准的 2 项 RCT[118-119]观察了西黄丸联合西医规范治疗干预维持期卵巢癌的疗效，共涉及 140 例患者，试验组干预方式为西黄丸联合西医规范治疗，对照组干预方式为西医规范治疗，主要结局指标为 ORR。试验组较对照组能够提高患者的 ORR［RR=1.30，95%CI（1.11，1.53），I^2=0%，P=0.001］（n=140）。

1 项符合纳排标准的网状 Mate 分析[120]共纳入 35 项 RCT，观察了中药注射液维持治疗卵巢癌的临床疗效，涉及 2546 例患者，试验组干预方式为中药注射液联合西医规范治疗，对照组干预方式为西医规范治疗，主要结局指标为总有效率和生存质量。该 Meta 分析显示，试验组较对照组能够提高治疗总有效率，疗效排序为康艾注射液［OR=0.51，95%CI（0.30，0.86）］＞复方苦参注射液［OR=0.47，95%CI（0.31，0.73）］；试验组较对照组能够提高患者生存质量，疗效排序为复方苦参注射液［OR=0.38，95%CI（0.18，0.80）］＞康艾注射液［OR=0.41，95%CI（0.24，0.66）］；试验组较对照组能够减少患者胃肠不良反应，最佳概率排序为参麦注射液［OR=4.90，95%CI（1.39，18.60）］＞康艾注射液［OR=3.80，95%CI（1.42，10.40）］；试验组较对照组能够减轻患者骨髓抑制，最佳概率排序为复方苦参注射液［OR=4.27，95%CI（2.06，10.13）］＞康艾注射液［OR=3.42，95%CI（1.16，11.16）］＞参麦注射液［OR=3.26，95%CI（1.03，11.11）］；同时提示复方苦参注射液［OR=2.60，95%CI（1.10，6.97）］能保护化疗患者的肝肾功能。

1 项符合纳排标准的 Meta 分析[121]观察了参芪扶正注射液联合西医规范治疗干预维持期卵巢癌的疗效，共涉及520 例患者，试验组干预方式为参芪扶正注射液联合西医规范治疗，对照组干预方式为西医规范治疗，主要结局指标为 ORR 和生存质量。试验组较对照组能够提高患者的ORR［OR=2.68，95%CI（1.63，4.41），I^2=23%，P＜0.0001］（n=347），改善生存质量［OR=2.75，95%CI（1.79，4.24），I^2=0%，P＜0.000 01］（n=404），并能够减少患者胃肠道反应［OR=0.35，95%CI（0.21，0.60），I^2=45%，P=0.0001］（n=236）、脱发［OR=0.19，95%CI（0.07，0.54），I^2=49%，P＜0.0001］（n=180）、白细胞减少［OR=0.38，95%CI（0.21，0.66），I^2=0%，P=0.0007］（n=236）和血小板减少［OR=0.40，95%CI（0.21，0.76），I^2=2%，P=0.005］（n=192）等不良反应的发生率。

七、其他

（一）癌因性疲乏的中医治疗

癌因性疲乏（cancer-related fatigue，CRF）是一种由癌症或癌症相关治疗及其他多种因素引起患者的主观疲劳感，包括身体、情感和（或）认知上的疲倦，与近期活动不成比例，常伴有日常功能障碍。CRF 的特点是发生快、程度重、持续时间长，并且不能通过休息缓解等。常发生在肿瘤患者的各个时期、放化疗后、肿瘤术后，发生率高达 70%～100%。卵巢癌作为妇科常见的恶性肿瘤之一，5 年内的生存率仅为 36%～46%，其中晚期、化疗后的患者常伴有 CRF。近年来，许多学者将 CRF 称之为癌症患者"最重要却无法治疗的症状"之一，对其病理机制及临床治疗措施，还有待进一步研究。目前常用的西医药物包括精神兴奋药如哌甲酯、莫达非尼，短期使用地塞米松等，但研究表明其临床获益非常有限。因此，关于 CRF 的中西医干预治疗日益受到关注。中医认为 CRF 是卵巢癌患者在治疗过程中，由于化疗药物或其他多种药物作用于机体，引起气血阴阳失调，脏腑功能虚损，日久不复而成。临床上，以虚证及虚实夹杂证多见。虚主要以气、血、阴、阳不足为主；虚实夹杂则主要由脏腑功能失调，同时兼有痰湿、气郁及血瘀等病邪阻滞。具体方法见表 17 至表 19。

表 17 卵巢癌合并癌因性疲乏的中医治疗（中药）

常用药物	来源	治则	主要临床表现	组成	随证/症加减	用法用量及疗程	证据级别	专家认可度	推荐意见
人参养荣汤加减	《太平惠民和剂局方》	气血双补	疲倦、四肢乏力、面色萎黄等	黄芪30g, 当归10g, 肉桂3g, 陈皮10g, 炙甘草6g, 白术10g, 白芍10g, 党参10g, 熟地黄15g, 五味子5g, 茯苓10g, 远志5g	肿痛明显者加陈皮15g, 延胡索10g; 神疲乏力明显者加枸杞子, 杜仲各10g; 心悸失眠明显者加首乌藤各15g; 食少纳呆者加鸡内金15g	水煎服, 早晚饭后半小时服用, 每日1剂, 14日至2个月为1个疗程	C	60%≤专家认可度<75%	弱推荐
补中益气汤加减	《脾胃论》	补益中气	疲倦、乏力、少食、纳呆等	黄芪30g, 白术10g, 当归10g, 陈皮6g, 升麻3g, 柴胡3g, 炙甘草5g	纳呆伴舌苔白厚加茯苓、神曲、麦芽各20g; 畏寒肢冷者加干姜10g; 情绪焦虑、肋肋胀痛者加香附10g, 枳壳15g; 潮热盗汗者加牡丹皮15g, 生地黄10g, 白薇10g	水煎服, 早晚饭后半小时服用, 每日1剂, 14日至2个月为1个疗程	C	60%≤专家认可度<75%	弱推荐

表 18 卵巢癌合并癌因性疲乏的中医治疗（中药注射液）

常用药物	治则	主要临床表现	组成	用法用量及疗程	证据级别	专家认可度	推荐意见
参芪扶正注射液	益气扶正	神疲乏力、少气懒言、自汗眩晕	党参、黄芪	静脉滴注：每日250ml，10 日为 1 个疗程	C	专家认可度≥75%	强推荐
康艾注射液	益气扶正	神疲倦怠、自汗乏力、头晕目眩、记忆力减退、呼吸急促、恶心、呕吐、纳差等	黄芪、人参、苦参素	静脉滴注：每日2～3 剂、30 日为1 个疗程	C	专家认可度≥75%	强推荐
参麦注射液	益气固脱养阴生津	倦怠乏力、气短懒言、腰膝酸软、五心烦热、失眠等	红参、麦冬	静脉滴注：每日1～5 剂、2 周为 1 个疗程	C	60%≤专家认可度<75%	弱推荐

表 19 卵巢癌合并癌因性疲乏的中医治疗（适宜技术）

干预措施	治则	主要临床表现	常用穴位	用法用量及疗程	证据级别	专家认可度	推荐意见
针刺	扶正补虚	不寐、神疲乏力、倦怠身重、疼痛、焦虑、抑郁等	常用经络：足阳明胃经、足太阴脾经和任脉常用穴位：足三里、三阴交、合谷、气海、太溪，均为双侧取穴	每次 20～30min，3 次 / 周，4 周为 1 个疗程	C	专家认可度≥75%	强推荐
艾灸	温经散寒扶正祛邪	失眠、焦虑、抑郁、气短、乏力、神疲、自汗、懒言	足三里（双侧）、大椎、关元、气海、三阴交（双侧）	点燃艾条或艾柱对准穴位或放置于穴位上，待患者觉局部灼热或艾柱更换时，取下残余艾柱再灸。每次 20～30min，1 次 / 日，2 周为 1 个疗程	C	专家认可度≥75%	强推荐
耳穴	益气安神扶正健脾	神疲乏力、失眠、纳差等	肝、脾、胃、神门、皮质下、交感神经	耳针或磁珠或王不留行籽贴压，两耳交替进行，每周 1 次，4 周为 1 个疗程	C	专家认可度≥75%	强推荐

临床问题

卵巢癌患者，中医（中药、中医适宜技术）单用或者联合西医常规干预癌因性疲乏的疗效及安全性如何？

推荐意见：最终基于循证依据、专家问卷及讨论会，治疗卵巢癌癌因性疲乏，中药汤剂可以考虑口服人参养荣汤加减、补中益气汤加减（C类证据，60%≤专家认可度<75%，弱推荐）。

中药注射剂推荐使用康艾注射液、参芪扶正注射液（C类证据，专家认可度≥75%，强推荐），也可以考虑参麦注射液（C类证据，60%≤专家认可度<75%，弱推荐）。

适宜技术推荐针刺足三里（双侧）、三阴交（双侧）、合谷（双侧）、气海（双侧）、太溪（双侧）；艾灸：足三里（双侧）、大椎、关元、气海、三阴交（双侧）；使用耳穴贴压耳部肝、脾、胃、神门、皮质下、交感神经穴位（C类证据，专家认可度≥75%，强推荐）。

证据描述：共有符合纳排标准的 2 项 RCT[122-123] 进行 Meta 分析，观察了人参养荣汤加减联合西医常规治疗干预癌因性疲乏患者的疗效，涉及 100 例患者，试验组干预方式为人参养荣汤加减联合西医常规治疗，对照组干预方式为西医常规治疗，主要结果指标为简明疲劳量表（Brief Fatigue Inventory，BFI）评分改善率。结果显示试验组较对照组能够提高患者的疲劳改善率［RR=10.31，95%CI（4.07，26.07），I^2=0%，$P<0.000\ 01$］（n=100）；降低疲乏对一般活动［RR=4.52，95%CI（1.94，10.49），I^2=0%，P=0.0005］

（$n=100$）、行走能力［RR=3.17，95%CI（1.40，7.18），$I^2=0\%$，$P=0.006$］（$n=100$）的影响。另有 1 项 RCT[124]（$n=88$）中对照组采用 TE 方案化疗，试验组在对照组的基础上服用人参养荣汤，结果显示人参养荣汤能够改善肿瘤患者的神疲乏力积分且具有较高的安全性，具有统计学意义（$P<0.05$）。

共有符合纳排标准的 4 项 RCT[125-128] 进行 Meta 分析，观察了补中益气汤加减联合西医常规治疗干预癌因性疲乏患者的疗效，涉及 289 例患者，试验组干预方式为补中益气汤加减联合西医常规治疗，对照组干预方式为西医常规治疗，主要结局指标为 Piper 疲乏量表改善情况。结果显示试验组较对照组能够改善 Piper 疲乏量表的躯体功能［MD=−2.01，95%CI（−2.20，−1.82），$I^2=91\%$，$P<0.000\ 01$］（$n=229$）；情绪［MD=−1.96，95%CI（−2.07，−1.85），$I^2=91\%$，$P<0.000\ 01$］（$n=229$）；行为［MD=−1.59，95%CI（−1.71，−1.48），$I^2=81\%$，$P<0.000\ 01$］（$n=229$）；生活质量［MD=6.65，95%CI（4.31，8.99），$I^2=67\%$，$P<0.000\ 01$］（$n=197$）。另有 1 项 RCT[129]（$n=60$）中对照组采用西医规范治疗，试验组在对照组的基础上服补中益气汤，结果显示补中益气汤缓解癌因性疲乏，能够减少骨髓抑制和消化道反应的发生，结果具有统计学意义（$P<0.05$）。在口服补中益气汤治疗过程中均未报道出现不良反应。

共有符合纳排标准的 6 项 RCT[130-135] 进行 Meta 分析，观察了参芪扶正注射液联合西医常规治疗干预癌因性疲乏患者的疗效，涉及 562 例患者，试验组干预方式为参芪扶正注射液联合西医常规治疗，对照组干预方式为西医常规治疗，主要结局指标为疲劳量表评分。结果显示，试验组较对照组能够更好地改善患者的疲乏情况 [MD=−1.66，95%CI（−1.81，−1.51），I^2=95%，P<0.000 01]（n=486）；提升生活质量评分 [MD=7.53，95%CI（5.35，9.70），I^2=0%，P<0.000 01]（n=163）；提高临床总有效率 [RR=3.07，95%CI（1.68，5.61），I^2=0%，P=0.0003]（n=273）。

共有符合纳排标准的 6 项 RCT[136-141] 进行 Meta 分析，观察了康艾注射液联合西医常规治疗干预癌因性疲乏患者的疗效，涉及 460 例患者，试验组干预方式为康艾注射液联合西医常规治疗，对照组干预方式为西医常规治疗，主要结局指标为疲劳量表评分。结果显示试验组较对照组能够更好地改善患者的疲乏情况 [MD=−3.64，95%CI（−3.87，−3.41），I^2=100%，P<0.000 01]（n=460）；改善 QLQ-30 评分 [MD=12.53，95%CI（11.32，13.73），I^2=67%，P<0.000 01]（n=170）；降低骨髓抑制发生率 [RR=0.34，95%CI（0.17，0.67），I^2=0%，P=0.002]（n=176）。

共有符合纳排标准的 3 项 RCT[142-144] 进行 Meta 分析，观察了参麦注射液联合西医常规治疗干预癌因性疲乏患者的疗效，涉及 332 例患者，试验组干预方式为参麦注射液联合西医常规治疗，对照组干预方式为西医常规治疗，主要结局指标为总疲劳率。试验组较对照组能够降低疲劳的发生率 [RR=0.25，95%CI（0.15，0.42），I^2=88%，P<0.000 01]（n=272）；改善生活质量评分 [MD=5.97，95%CI（4.53，7.42），I^2=67%，P<0.000 01]（n=216）；改善中医证候积

分 [MD= -3.20，95%CI（-3.45, -2.95），I^2=0%, $P<0.000\,01$]
（n=176）。

1 项 Meta 分析 [145] 共纳入 15 项 RCT，涉及 1468 例患者，观察了穴位（双侧足三里、三阴交、合谷、气海、太溪）刺激治疗癌因性疲乏的疗效，试验组干预方式包括针刺或按压穴位联合或不联合标准治疗，对照组干预方式包括假针刺或无干预或标准治疗，主要结局指标为癌因性疲乏量表评分。结果显示针刺较标准治疗/护理可明显改善患者的癌因性疲乏量表评分 [SMD=-1.25，95%CI（-2.05, -1.45），I^2=91%，P=0.002]（n=361）；针刺较假针刺也可明显改善患者的癌因性疲乏量表评分 [SMD=-0.28，95%CI（-0.54, -0.01），I^2=0%，P=0.04]（n=224）；在短期内（干预时间<4 周）针刺即可显著改善患者的癌因性疲乏 [SMD=-0.95，95%CI（-1.72, -0.18），I^2=92%，P=0.02]（n=426）。

1 项 Meta 分析 [146] 共纳入 18 项 RCT，涉及 1409 例患者，观察了灸法治疗癌因性疲乏的疗效，试验组干预方式为灸法，对照方式为常规护理或者基础治疗、对症治疗等，主要结局指标为 Piper 疲乏量表评分。结果显示试验组 Piper 疲乏量表评分 [MD=-1.29，95%CI（-1.88, -0.70），I^2=87%，$P<0.0001$]（n=668）、KPS 评分 [MD=-7.08，95%CI（3.31, 10.85），I^2=96%，P=0.0002]（n=814）、QLQ-C30 生活质量改善均优于对照组 [MD=9.88，95%CI（5.03, 14.73），I^2=81%，$P<0.0001$]（n=365）。报道的不良反应均为轻度烧伤，且未经处理可自行吸收。

1 项 Meta 分析 [147] 共纳入 6 项 RCT，涉及 394 例患者，

观察了耳穴（肝、脾、胃、神门、皮质下、交感神经）治疗癌因性疲乏的疗效，试验组干预方式为耳穴联合西医标准治疗，对照组为单纯西医标准治疗，主要结局指标为癌因性疲乏改善率。结果显示与对照组比较，试验组提高了癌因性疲乏改善率 [RR=1.76，95%CI（1.42，2.17），I^2=0%，$P<0.000\,01$]（n=363）；试验组的生活质量优于对照组 [MD=7.34，95%CI（5.11，9.57），I^2=0%，$P<0.000\,01$]（n=215）。有研究报道患者在按压刺激时可能会感到不适，但这种不适会在停止按压或耳部适应按压后缓解，也可能在摘除耳贴后消失。

（二）精神心理问题的中医治疗

焦虑是一种内心紧张不安、担心或预感到将要发生某种不利情况同时又感到难以应对的不愉快情绪体验，但并非所有焦虑情绪都是病理性的。病理性焦虑，又称焦虑症状，指持续的紧张不安、无充分现实依据地感到将要大难临头。焦虑障碍，又称焦虑症，是一组以上述病理性焦虑症状为主要临床表现的精神障碍总称，以广泛和持续性焦虑或反复发作的惊恐不安为主要特征，常伴有自主神经紊乱及运动性不安的疾病[148]。研究显示，卵巢癌患者中有 51.5%[149] 合并焦虑症状或焦虑症，严重影响着卵巢癌的转归和预后。目前西医治疗主要有药物治疗与心理治疗两大模式。药物治疗有苯二氮䓬类抗焦虑药、5-HT1A 受体部分激动药、具有抗焦虑作用的抗抑郁药 [如选择性 5-HT 再摄取抑制药（SSRI）、5-HT 和去甲肾上腺素再摄取抑制药（SNRI）] 等，治疗的药物有文拉法辛、度洛西汀、丁螺环酮、坦度螺酮、曲唑酮、多塞平；心理治疗包括团体心理疗法、正念疗法等。西医药物治疗可引发生命体征不稳如抑制呼吸及影响昼间觉醒质量、消化系统症状、停药反跳、成瘾性等不良反应，导致患者常具有抵触心理，依从性差；西医心理治疗干预周期较长，干预过程中对干预者的要求较高，难以常规开展。焦虑属于中医学的"郁病""惊悸"等范畴，中医治疗以其作用缓和、不良反应少等优势更易被患者接受。临床辨证论治为主，针药并举，并结合精神治疗，解除致病病因，促进心身健康的恢复。中医干预方案见表20。

临床问题

中医药（中药、适宜技术）单用或者联合西医常规干预卵巢癌合并焦虑的疗效及安全性如何？

推荐意见：最终基于循证依据、专家问卷及讨论会，对于卵巢癌合并焦虑患者，可以考虑穴位按摩（C 类证据，60%≤专家认可度＜75%，弱推荐），可选传统功法或口服理冲汤合柴胡疏肝散（D 类证据，专家认可度≥75%，弱推荐）。

证据描述：将符合纳排标准的 2 项 RCT [150-151] 进行 Meta 分析，观察了穴位按摩治疗卵巢癌患者焦虑症状的疗效，涉及 201 例患者，试验组干预方式包括穴位按摩联合西医常规护理，对照组干预方式包括西医常规护理，主要结果指标为焦虑量表评分，试验组较对照组能明显缓解卵巢癌患

表 20　精神心理问题的中医治疗

干预措施	治则	处方	来源	主要临床表现	用药/穴位/其他组成	用法用量及疗程	证据级别	专家共识度	推荐意见
中医适宜技术	—	穴位按摩	—	情绪不宁、郁闷烦躁	合谷(双)、内关(双)、阿是穴	每次按摩2min，每日4次；力度依据耐受程度适当调节	C	60%≤专家认可度<75%	弱推荐
	—	传统功法	参照国家体育总局健身气功管理中心出版版光盘	情绪不宁、郁闷烦躁	八段锦，太极拳	每天晨起自行练习2~6次，每次练习30min，每周训练4~6次，4~12周为1个疗程	D	专家认可度≥75%	弱推荐
中药汤剂	益气活血疏肝补肾	理冲汤合柴胡疏肝散	《医学衷中参西录》《医学统旨》	情绪不宁、烦躁汗出、胸胁胀痛、腰膝酸软，舌暗红苔薄、脉弦	黄芪30g，党参30g，茯苓10g，太子参10g，白术10g，三棱9g，莪术6g，柴胡10g，川芎10g，炒酸枣仁15g，合欢花10g，熟地黄10g，女贞子12g，山萸肉12g，山药15g	水煎服，每日1剂，每天2次，早晚分服，4~12周为1个疗程	D	专家认可度≥75%	弱推荐

者焦虑症状［SMD=-1.25，95%CI（-1.55，-0.95），I^2=0%，$P<0.000\ 01$］（n=201）。

　　将符合纳排标准的 2 项 RCT[151-152] 进行 Meta 分析，观察了传统功法治疗卵巢癌患者的焦虑症状，涉及 194 例患者，试验组干预方式包括传统功法联合西医常规护理，对照组干预方式包括西医常规护理，主要结果指标为焦虑量表评分，试验组较对照组能明显缓解卵巢癌患者焦虑症状［SMD=-1.59，95%CI（-1.92，-1.26），I^2=91%，$P<0.000\ 01$］（n=194）。

　　将符合纳排标准的 4 项 RCT[150, 153-155] 进行 Meta 分析，观察了理冲汤合柴胡疏肝散治疗卵巢癌患者的焦虑症状，涉及 268 例患者，试验组干预方式包括中药汤剂联合西医常规治疗（化疗或化疗间歇期的常规护理），对照组干预方式包括西医常规治疗（化疗或化疗间歇期的常规护理），主要结果指标为生命质量测定量表 EORTC QLQ-C30 中情绪功能量表评分，试验组较对照组能明显缓解卵巢癌患者焦虑症状［SMD=1.48，95%CI（1.20，1.76），I^2=93%，$P<0.000\ 01$］（n=268）。

八、结语

  《卵巢癌中西医结合诊疗指南》是基于现代循证医学原则并结合中医临床特点、针对中国卵巢癌人群的第一部中西医结合诊疗指南，未尽事宜，还请同道斧正。为实现逐步提高中西医结合治疗卵巢癌的水平，推动中医药治疗卵巢癌规范化及国际化共同努力。

附录 A 诊疗流程

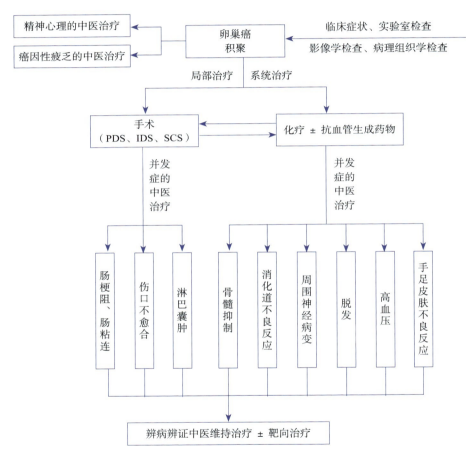

PDS. 初次减瘤术；IDS. 中间型减瘤术；SCS. 二次肿瘤细胞减灭术
注：抗血管生成药物包括大分子单克隆抗体（如贝伐珠单抗）和小分子多靶点酪
氨酸激酶抑制药（如安罗替尼、仑伐替尼等），初治的卵巢癌患者可选用贝伐珠单
抗等，复发性卵巢癌患者可选用贝伐珠单抗或安罗替尼等
靶向治疗药物包括 PARP 抑制药和抗血管生成药物

附录 B 编制方法（资料性）

一、编制流程图

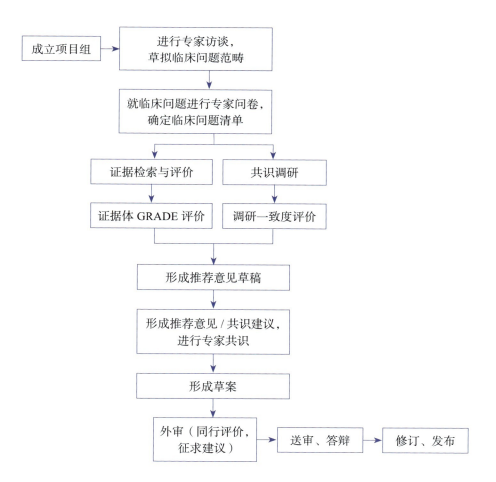

二、确定临床问题

（一）专家访谈

课题组对中国中医科学院广安门医院、中国医学科学院肿瘤医院擅长诊治卵巢癌且具有高级职称的 3 位专家进行访谈。首先向被访者介绍访谈的背景、目的及意义。访谈在医生休息室进行，时间 10～20min，平均约 10min。由 2 名访谈员进行，询问并记录专家基本信息，包括姓名、性别、年龄、专业背景等，之后依照拟定的访谈提纲依次向专家咨询。访谈时明确每个问题的核心内容，灵活掌握访谈的提问顺序。访谈内容为本指南制定的相关内容。

（二）临床调研

1. 调研方案确定的过程及方法

项目组基于国内临床医生面临的实际情况，开展临床调研研究。工作组利用问卷星发放电子问卷 20 份，对一些问题进行了调研。调研问卷采用半结构化设计，问卷设计应紧密围绕指南的主题。本指南的主题是卵巢癌的中西医结合诊疗，因此临床调研应中西医并重，了解中医和西医的治疗情况，在此基础上重点关注临床医生在治疗卵巢癌时遇到的实际问题，如希望中西医结合的时机、患者对中医药的接受程度、临床用药依据、选择干预措施时考虑的因素、临床诊疗中存在的问题、对指南或共识的建议等。

2. 调研对象分布情况

临床调研涉及 11 个地区(北京、上海、广东、山东、内蒙古、黑龙江、河北、陕西、贵州、江苏、甘肃)，选择地域内有代表性的 19 家医院进行调研，大多数为三级甲等医院。选择有卵巢癌诊疗经验的中医、中西医结合及西医临床医生进行调研。本研究共调研 20 名临床医生，其中主任医师 14 名、副主任医师 4 名、主治医师 2 名。

（三）形成问题清单

工作组通过文献检索和专家访谈征集了初始临床问题，再通过 Delphi 法征求专家意见，对每个临床问题勾选"重要""一般""不重要"投票，临床问题"重要"比例≥60%，我们认为达成共识，形成最终的问题清单。

三、证据的检索、筛选、提取与综合

（一）检索方法

文献检索范围为中国知网（CNKI）、中国生物医学文献数据库（CBM）、万方数据库（Wan fang）、维普数据库（VIP）、Pubmed、Embase、The Cochrane Library，收集自建库至 2022 年 5 月中医药干预卵巢癌患者的 Meta 分析、系统评价、随机对照试验等，检索策略参照中华中医药学会《中医药整体证据研究的标准化操作规程》（2020 年版）。文献语种为中文和英文。采取主题词和自由词相结合的方式检索，检索词根据不同的问题设置。

根据每个问题的 P、I、C、O 或关键词单独进行检索。

证据筛选流程图 B-1（以肠梗阻为例）。

（二）证据筛选和资料提取

1. 证据筛选和资料提取方法

将检索到的文献导入 NoteExpress 3.0 软件进行文献管理并去重。由两位研究者背对背检索并阅读题目和摘要进行初筛，对初筛后的文献阅读全文决定是否纳入。达成一致意见则纳入该研究，未达成一致意见则请指南起草负责人进行决定。提取纳入文献的作者、年份、发表期刊、干预人群、干预方式、结局指标等关键数据，以 Excel 表的形式汇总。

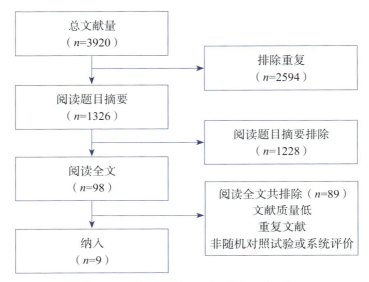

▲ 图 B-1　证据筛选流程（以肠梗阻 / 肠粘连为例）

2. 纳入排除标准

纳入标准：研究类型为随机对照试验 (randomized controlled trial，RCT)、Meta 分析；研究对象为病理明确诊断为卵巢癌。试验组干预措施：单个中药方剂或者中成药联合西医常规治疗；对照组干预措施：单纯西医常规治疗；安慰剂＋西医常规化疗治疗。对系统评价使用 AMSTAR2 进行质量评价，对 RCT 使用 ROB 量表进行质量评价。

排除标准：无法下载全文的文献；统一研究多次发表，排除信息较少的文献；无法提取相关数据的文献。筛选过程由两名研究人员独立进行，意见不一致时研究团队进行讨论或请教第三方达成一致。

（三）证据综合

若有高质量系统评价且 P、I、C、O 均与临床问题一致，未检索到不包括在系统评价中的研究，则直接使用其结果；否则对纳入的随机对照试验进行 Meta 分析和系统评价。

（四）证据级别和推荐

本指南采用国际公认的证据分级和推荐标准，即 GRADE 系统。根据不同结局按照升降级因素对证据进行质量分级，然后对证据总体进行评级。通过 GRADEpro 工具对评价结果形成证据概要表。然后通过改良 Delphi 法形成共识推荐意见或共识建议。专家共识意见的形成需要主要考虑六个方面的因素：证据质量、经济性、疗效、不良反应、患者可接受性以及其他。基于这六个方面如果是形成有证据支持的"推荐意见"除了"不确定"格以外的任何 1 格票数超过 50%，则达成共识，可直接确定推荐方向及强度；若"不确定"格某一侧两格总票数超过 70%，则达成共识，可确定推荐方向，推荐强度为"弱"。本指南推荐意见和证据质量对照关系见表 B-1。

表 B-1　本指南推荐意见和证据质量关系

综合推荐等级 [a]	GRADE 证据级别	专家认可度
强推荐	A	专家认可度≥60%
	B	专家认可度≥60%
	C	专家认可度≥75%
弱推荐	C	60%≤专家认可度＜75%
	D	专家认可度≥75%

a. 参考 GRADE 证据级别标准，并结合专家认可度进行调整。无法进行 GRADE 证据评价、但专家认可度≥75% 的条款综合推荐等级为弱推荐。

四、指南的更新

本指南按照目前国际上发布的指南更新报告规范进行更新。更新周期为 2～5 年，决定是否启动文件更新程序的因素包括指南发布后是否有新的相应的证据出现，证据变化对指南推荐意见的影响，及指南推荐意见的强度是否发生变化。

附录 C　缩略语

缩　写	英　　文	中　文
CSCO	Chinese Society of Clinical Oncology	中国临床肿瘤学会
dMMR	mismatch repair defects	错配修复缺陷
HFS	hand-foot syndrome	手足综合征
HR	hazard ratio	风险比
MD	mean difference	平均差
MSI	microatellite instability	微卫星不稳定
NCCN	National Comprehensive Cancer Network	美国国立综合癌症网络
OR	odds ratio	比值比
OS	overall survival	总生存期
PARPi	poly adp-ribose polymerase inhabitor	多腺苷二磷酸核糖聚合酶抑制剂
PFS	progression-free survival	无进展生存期
RR	risk ratio	相对危险度
SMD	standardized mean difference	标准化均差
TKI	tyrosine kinase inhibitor	酪氨酸激酶抑制剂
TMB	tumor mutation burden	肿瘤突变负荷
WMD	weighted mean difference	加权均数差

附录 D　手术病理分期（资料性）

Ⅰ期	肿瘤局限于卵巢
Ⅰ A	肿瘤局限于单侧卵巢（包膜完整），卵巢表面无肿瘤；腹腔积液或腹腔冲洗液未找到癌细胞
Ⅰ B	肿瘤局限于双侧卵巢（包膜完整），卵巢表面无肿瘤；腹腔积液或腹腔冲洗液未找到癌细胞
Ⅰ C	肿瘤局限于单侧或双侧卵巢，并伴有如下任何一项
Ⅰ C_1	手术导致肿瘤破裂
Ⅰ C_2	手术前包膜已破裂或卵巢表面有肿瘤
Ⅰ C_3	腹腔积液或腹腔冲洗液发现癌细胞
Ⅱ期	肿瘤累及单侧或双侧卵巢并有盆腔内扩散或原发性腹膜癌
Ⅱ A	肿瘤蔓延或种植到子宫和（或）输卵管
Ⅱ B	肿瘤蔓延至其他盆腔内组织
Ⅲ期	肿瘤侵及单侧或双侧卵巢或原发性腹膜癌，伴有细胞学或组织学证实的盆腔外腹膜转移或证实存在腹膜后淋巴结转移（盆腔或腹主动脉旁淋巴结）
Ⅲ A_1	仅有腹膜后淋巴结转移（细胞学或组织学证实）
Ⅲ A_{1i}	淋巴结转移最大直径≤10mm
Ⅲ A_{1ii}	淋巴结转移最大直径>10mm

ⅢA₂	显微镜下盆腔外腹膜受累，伴或不伴腹膜后淋巴结转移
ⅢB	肉眼盆腔外腹膜转移，癌灶最大直径≤2cm，伴或不伴腹膜后淋巴结转移
ⅢC	肉眼盆腔外腹膜转移，癌灶最大直径>2cm，伴或不伴腹膜后淋巴结转移（包括肿瘤蔓延至肝或脾的被膜外，但未转移到脏器实质）
Ⅳ期	超出腹腔外的远处转移，包括细胞学阳性的胸腔积液、肝实质及脾实质的转移、腹膜外器官（如腹股沟淋巴结、腹腔外淋巴结）及肿瘤侵透直肠壁
ⅣA	胸腔积液细胞学阳性
ⅣB	肝实质及脾实质的转移、腹膜外器官（包括腹股沟淋巴结、腹腔外淋巴结）及肿瘤侵透直肠壁

附录 E　疗效评价（资料性）

一、RECIST 1.1 疗效标准

传统的细胞毒化疗药物是通过肿瘤缩小量来评价其抗肿瘤作用，实体瘤临床疗效评价标准（response evaluation criteria in solid tumor，RECIST）首次于 1999 年美国临床肿瘤学会会议上介绍，并于同年发表在 *Journal of the National Cancer Institute* 杂志上，2009 年其修订评价标准为 RECIST 1.1，以瘤体大小变化来评估疗效，根据病灶缩减的百分比将临床疗效分为完全缓解（complete response，CR）、部分缓解（partial response，PR）、疾病稳定（stable disease，SD）和疾病进展（progressive disease，PD）。RECIST 仍是实体瘤传统疗效评估的金标准。

（一）肿瘤病灶的测量

1. 肿瘤病灶的定义

(1) 可测量病灶：至少有一条可以精确测量的径线（记录为最大径），常规检测条件下病灶最大径≥20mm 或螺旋 CT 检测最大径 ≥10mm。

(2) 不可测量病灶：小病灶（常规检测条件下直径＜20mm 或螺旋 CT 检测最大径 ＜10mm ）和其他真正不可测量的病灶，包括骨病变、脑膜病变、腹水、胸腔积液、心包积液、炎性乳癌、皮肤 / 肺的癌性淋巴管炎、影像学不能确诊和随诊的腹部肿块、囊性病变等。

注：不再沿用"可评价病灶"概念。所有数据使用标尺或卡尺测量并记录，并以公制米制表示。所有基线测量应该尽可能在接近治疗开始前完成，至少要在治疗开始前 4 周内。

2. 测量方法

基线状态和随诊应用同样的技术和方法进行病灶评估。如果影像学方法和临床查体检查同时用来评价疗效时，应以前者为主。

(1) 临床查体：可触及的表浅病灶如浅表淋巴结或皮肤结节，皮肤病灶应用标尺标记大小制成彩色照片存档。

(2) 影像学检查

① MRI 和 CT：是目前最可靠、重复性最好的疗效评价方法。对于胸、腹和盆腔，常规 CT 和 MRI 用 10mm 或更薄的层厚连续扫描，螺旋 CT 用 5mm 层厚连续重建模式完成，而头颈部及特殊部位的扫描方案应个体化制订。

② 超声检查：当试验研究的终点目标为客观肿瘤疗效时，超声波不能用来作为评价手段。仅可用于测量表浅可扪及的淋巴结、皮下结节和甲状腺结节，亦可用于确认临床查体后浅表病灶的完全消失。

③ 内窥镜和腹腔镜：作为客观肿瘤疗效评价至今尚未广泛应用。但这种方法取得的活检标本可证实病理组织上的 CR。

④ 肿瘤标志物：不能单独用来评价疗效。但治疗前肿瘤标志物高于正常水平时，治疗后评价 CR 时，所有的标志物需恢复正常。

（二）肿瘤治疗疗效评价

1. 基线状态评价

为了评价客观疗效，对基线状态的肿瘤总负荷进行评估，以便与治疗后的结果进行比较。对于临床药物研究来说，只有在基线状态有可测量病灶的患者才能进入研究。如果可测量病灶为孤立性病灶需要组织 / 细胞病理学证实。

(1) 目标病灶：应代表所有累及的器官，每个脏器最多选择 5 个可测量的病灶，全身病灶数最多 10 个，作为目标病灶在基线状态评价时测量并记录。目标病灶应根据可测量病灶最大径和可准确重复测量性来选择。所有目标病灶的长度总和称为基线状态的最大径之和。

(2) 非目标病灶：所有其他病灶（或病变部位）作为非目标病灶并在基线状态时记录，不需测量的病灶在随诊期间要注意其存在或消失。

2. 疗效评价标准

(1) 目标病灶的评价

① CR 完全缓解：所有目标病灶消失，至少维持 4 周。

② PR 部分缓解：基线病灶最大径之和至少减少 30%，至少维持 4 周。

③ SD 病变稳定（stable disease）：基线病灶最大径之和有减少但未达 PR 或有增加但未达 PD。

④ PD 病变进展：基线病灶最大径之和至少增加 20% 或出现新病灶。

(2) 非目标病灶的评价

① CR 完全缓解：所有非目标病灶消失和肿瘤标志物恢复正常。

② IR/SD 未完全缓解（incomplete response）/ 病变稳定：一个或多个非目标病灶持续存在和（或）肿瘤标志物高于正常。

③ PD 病变进展：出现新病灶和（或）非目标病灶明确进展。

二、中医疗效标准

（一）治疗作用评价

评价中医药对卵巢癌的治疗作用，以生存期延长和（或）生命质量（quality of life，QOL）的改善作为主要疗效指标，同时瘤灶缩小或持续稳定等为前提条件，以获得中药使用价值和潜在获益。

以下为生存期评价常选用的指标。

① 无病生存期（disease free survival，DFS）：从随机化开始至肿瘤复发或（因任何原因）死亡之间的时间。DFS 指无肿瘤状态到疾病进展，多用于评估术后辅助治疗患者的进展时间。

② 无进展生存（progress free survive，PFS）：从随机化开始至肿瘤发生（任何方面）进展或（因任何原因）死亡之间的时间。PFS 指带瘤状态到疾病进展，多用于评估晚期患者治疗的进展时间。PFS 改善包括未恶化和未死亡，用以判断药物治疗肿瘤疗效，取决于新治疗与现治疗疗效/风险。

③ 总生存时间（overall survival，OS）：从随机化开始至因任何原因死亡之间的时间。OS 被认为是最佳疗效终点，当生存期能充分评估时，它是首选终点。统计 1、3、5、10 年总生存率。

对生命质量的评价推荐采用公认具有普适性或特异性的生存质量或生活能力、适应能力等量表进行疗效评价。

（二）辅助作用评价

评价中医药对卵巢癌的辅助治疗作用，在不影响原有常规治疗方法（如手术、放疗、化疗等）疗效的前提下，发挥预防和（或）减轻肿瘤治疗所致的不良反应的作用。在参照美国国立卫生研究院（National Institutes of Health，NIH）常见不良反应事件评价标准（common terminology criteria adverse event，CTCAE）的基础上，依据国家药品监督管理局发布的《中药新药临床研究一般原则》《中药新药治疗恶性肿瘤临床研究技术指导原则》，对证候、复合症状群采用半定量等级计分评价方法。证候由症状群组成

（分为主症和次症），根据症状程度按轻、中、重度分别赋予分值1分、2分、3分，症状正常或消失计0分，舌象、脉象与辨证标准相符合计1分，不符合计0分，累加各症状、舌象、脉象分值后获得总积分。根据消失率／复常率，以治疗前后临床症状、体征、舌脉改善程度总积分进行证候疗效评价，具体疗效判定标准如下。①临床痊愈：以中医临床症状、体征消失或基本消失，证候积分减少≥95%；②显效：以中医临床症状、体征明显改善，证候积分减少≥70%；③有效：以中医临床症状、体征均有好转，证候积分减少≥30%；④无效：以中医临床症状、体征无明显改善，甚或加重，证候积分减少不足30%。计算公式采用尼莫地平法，疗效指数（证候积分率）=（治疗前积分－治疗后积分）／治疗前总积分 ×100%。

三、症状改善作用评价

改善肿瘤症状的疗效评价应采用公认的量表和评价标准，并注意体现中医辨证论治的原则。根据评价目的选择卵巢癌相关临床症状，应分清主症与次症，选择合适的主症进行疗效评价。对主症按正常、轻、中、重度分别记为0分、1分、2分、3分，在治疗前后分别评分，根据消失率／复常率，以分值变化计算症状改善有效率。具体疗效判定标准包括：①显效，凡治疗后临床症状积分比治疗前降低2/3以上（≥2/3）；②有效，凡治疗后临床症状积分比治疗前降低1/3及以上，但不足2/3；③无效，凡治疗后临床症状积分比治疗前降低不足1/3（<1/3），甚至增加。采用尼莫地平三分法，有效率=（显效＋有效）／总例数。

附录 F　PARP 抑制剂（奥拉帕利）的中药及食品常见禁忌（资料性）

　　奥拉帕利是一种治疗卵巢癌的 PARP 抑制剂，主要通过细胞色素 P_{450}（CYP）超家族中一个重要的药物氧化代谢酶 CYP3A4 酶进行代谢。CYP3A4 主要存在于肝脏和小肠，是体内含量最为丰富的代谢酶，参与多种内、外源性化合物的代谢和 50% 的临床常用药物及前致癌物质的激活。

　　所有对 CYP3A4 酶有抑制或诱导作用的中药和饮食均对奥拉帕利的药效起到影响作用。CYP3A4 酶的抑制剂，能抑制肝脏内 CYP3A4 酶的活性，使体内的药物代谢受到影响，血药浓度的增高，降低代谢速度，增长药物的作用时间和不良反应。而 CYP3A4 酶的诱导剂能使酶的活性增强，其本身或其药物代谢加快，导致药物疗效降低，所以在服用奥拉帕利治疗的同时，避免食用含有 CYP3A4 酶抑制剂或诱导剂的中药和饮食，以下为具体的用药禁忌。

一、中药类

　　1. 丹参（Salviamiltiorrhizae）为鼠尾草属植物的根茎，其主要活性成分为亲水性的酚酸丹参酚酸 B，丹参素和原儿茶酚、原儿茶醛，和亲脂性的丹参酮 I、丹参酮 II A、丹参酮 II B、隐丹参酮。丹参片能够增加人体内 CYP3A4 的活性。体外实验中丹参的有效成分原儿茶酸，丹参的醇提取物，丹参新酮对人和小鼠的 CYP3A4 不同程度的抑制作用。多项研究表明丹参及其活性成分通过 PXR 调控了 CYP3A4 的活性和表达。丹参的成分复杂，不同的活性物质具有不同的作用或作用强度，相同的活性成分的作用也存在争议性。

2. 贯叶连翘（Hypericumperforatum）是藤黄科金丝桃属草本植物，其已知的活性成分主要有金丝桃素、伪金丝桃素以及贯叶金丝桃素等。有临床和体外试验中发现，贯叶金丝桃素是 CYP3A4 起诱导作用的关键成分。但也有学者提出贯叶连翘的某些提取物还能有效地抑制 CYP3A4 酶的活性。

3. 黄连为毛茛科、黄连属多年生草本植物的干燥根茎，其主要生物碱为黄连素又名小檗碱。黄连素能够活化 PXT 从而诱导其靶基因 CYP3A4 的表达。

4. 人参（Panaxginseng）是五加科植物人参的干燥根，其主要药理活性成分是人参皂苷，有研究表明，人参皂苷 F1 和 Rh1 能够抑制能抑制 CYP3A4 的活性。但也有不同的报道，人参胶囊能够诱导人肝和胃肠道的 CYP3A4 的活性。

5. 五味子（Schisandrachinensis）是木兰科植物五味子的干燥成熟果实，其活性成分为木脂素、挥发性油和多糖，主要活性成分为木脂素包括五味子素类、五味子酯类、五味子醇类等。五味子甲素、乙素和五味子醇乙则能显著地诱导小鼠 CYP3A1 mRNA 的表达。同样的五味子也能够激活人 CYP3A4 的调控基因 PXR，从而上调 CYP3A4 mRNA 的表达。

6. 银杏（Ginkgobiloba）叶和其根部提取物主要包括黄酮类、萜内酯、聚戊烯醇类酯、多糖类、烷基酚酸类、有机酸类、挥发性精油等化合物。大量关于银杏单一成分的研究表明银杏内酯，白果内酯应该是银杏提取物中主要能够诱导 CYP3A 的活性成分。

7. 莪术为姜科植物莪术的干燥根茎，其活性成分莪术油是从药材中提取的挥发油，主要成分包括莪术醇等倍半萜类物质，桉油精和异龙脑等单萜类物质。有研究表明莪术中的成分姜黄素极有可能抑制了大鼠小肠 CYP3A1 的活性。莪术二酮也是抑制 CYP3A4 活性的重要物质，其抑制 CYP3A4 活性可能是加速其降解。

8. 苏合香的主要成分为齐墩果酮酸、白桦脂酸、表白桦脂酸、路路通酸和山楂酸。有研究表明其中齐墩果酮酸、山楂酸可竞争性抑制 CYP3A4 酶。

9. 白芷为伞形科植物白芷的干燥根，白芷中有氧化前胡素、欧前胡素、异欧前胡素、水合氧化前胡素、佛手柑内酯、白当归素、花椒毒素、花椒毒酚和补骨脂素等属于呋喃香豆素成分，为 CYP3A4 酶的抑制剂。

10. 补骨脂是豆科植物补骨脂的干燥成熟果实，补骨脂中主要含有呋喃香豆素类、黄酮类及萜酚类成分，呋喃香豆素为 CYP3A4 酶的抑制剂。

11. 化橘红为芸香科柑橘属植物化州柚未成熟或近成熟的果实外果皮干燥而成，有研究从化橘红中分离得到了 6- 异丙氧基 -7- 甲氧基香豆，为 CYP3A4 酶的抑制剂。

12. 巴戟天为茜草科植物巴戟天的干燥根，其主要含有水晶兰苷等环烯醚萜类、甲基异茜草素等蒽醌类和巴戟天多糖及挥发油等，通过盐和甘草汁制后环烯醚萜类和蒽醌类等成分都会发生变化，进而导致生、盐、制巴戟天功效发生变化。巴戟天在炮制前后对 CYP3A 均有一定的诱导作用，用甘草汁和盐炮制后诱导作用进一步增强，尤其是甘草汁制巴戟天随着用药量的增加，诱导作用也随之增强，主要机理可能与其可诱导 CYP3A 蛋白及

CYP3A1、CYP3A2 mRNA 的表达增加有关。

二、饮食类

饮食中常用到的大蒜中含有有机硫化合物，如蒜氨酸、蒜素、二硫己二烯等活性物质，研究表明大蒜中的主要成分蒜素能诱导 Pgp 与 CYP3A4 的表达。

葡萄柚（Citrus paradisii），亦名胡柚或西柚，属芸香科植物。其活性成分之一柚皮贰（苷）（NG）又称柚苷、柑橘苷、异橙皮苷。其柚皮苷能竞争性地抑制 CYP3A4 活性。

葡萄柚汁中含有大量的呋喃香豆素类化合物，尤其是香柠檬亭是葡萄柚汁中主要的 CYP3A4 的抑制剂，对肠道中 CYP3A4 有强烈的抑制作用。

由于中草药活性成分复杂，不同的活性成分可以有相似相同的作用，而同一的活性成分在体内外以及人和动物之间作用可以完全相反，甚至某些中草药活性成分作用的研究尚存在较大的争议性。中药处方由多种中草药组合而成，不以单一的中药成分起主要作用，故本指南只是对临床上奥拉帕利的饮食禁忌起到参考作用。

参考文献

[1] Hong X, Qiu S, Wu X, et al. Efficacy and Safety of Anlotinib in Overall and Disease-Specific Advanced Gynecological Cancer: A Real-World Study [J]. *Drug Design, Development and Therapy*, 2023, 6(17): 2025−2033.

[2] Lan C Y, Zhao J, Yang F, et al. Anlotinib Combined with TQB2450 in Patients with Platinum-resistant Or-refractory Ovarian Cancer: A Multi-center, Single-arm, Phase 1b Trial [J]. *Cell Reports Medicine*, 2022, 3(7): 100689.

[3] Wang T, Tang J, Yang H, et al. Effect of Apatinib Plus Pegylated Liposomal Doxorubicin vs Pegylated Liposomal Doxorubicin alone on Platinum-resistant Recurrent Ovarian Cancer: The APPROVE Randomized Clinical Trial [J]. *JAMA oncology*, 2022, 8(8): 1169−1176.

[4] Lan C Y, Wang Y, Xiong Y, et al. Apatinib Combined with Oral Etoposide in Patients with Platinum-resistant or Platinum-refractory Ovarian Cancer (AEROC): A Phase 2, Single-arm, Prospective Study [J]. *The Lancet Oncology*, 2018, 19(9): 1239−1246.

[5] 张鹏闯, 胡丽娟, 吴涛, 等.《2024.V1 版卵巢癌包括输卵管癌和原发性腹膜癌》NCCN 证据块指南解读 [J]. 肿瘤预防与治疗, 2024, 37 (5): 372−384.

[6] 卢淮武, 徐冬冬, 赵喜博, 等.《2024 NCCN 卵巢癌包括输卵管癌及原发性腹膜癌临床实践指南（第 1 版）》解读 [J]. 中国实用妇科与产科杂志, 2024, 40 (2): 187−197.

[7] 叶春香, 郭霏, 方茜. 穴位按摩减轻成人腹腔镜术后胃肠道并发

症效果的 Meta 分析 [J]. 中西医结合护理 (中英文), 2019, 5(12): 43-48.

[8] 王小丽 , 魏钰钰 , 肖霞萍 , 等 . 穴位贴敷对腹腔镜术后胃肠功能恢复效果的 Meta 分析 [J]. 医学信息 , 2022, 35(13): 103-109.

[9] 李小华 , 许志恒 , 陈镇瑶 , 等 . 针灸对腹腔镜术后胃肠功能紊乱疗效的 Meta 分析 [J]. 云南中医学院学报 , 2020, 43(3): 59-66.

[10] 胡舒楠 , 韩叶芬 , 唐静 , 等 . 术后使用耳穴贴压缓解妇科腹腔镜病人腹胀效果的 Meta 分析 [J]. 循证护理 , 2019, 5(11): 976-980.

[11] 孙艳梅 , 肖静 , 张伟璇 . 口服中药对妇科腹部术后胃肠功能恢复作用的 Meta 分析 [J]. 山西医药杂志 , 2017, 46(6): 631-634.

[12] 杨卓 , 陶婉君 , 李灵玲 . 加味六磨汤治疗妇科恶性肿瘤患者术后肠梗阻的临床观察 [J]. 中医药导报 , 2017, 23(15): 45-47+50.

[13] 王金香 , 王爱丽 , 梁虹 . 四君子汤加减灌肠对妇科恶性肿瘤术后肠道功能恢复的影响 [J]. 中医药导报 , 2016, 22(22): 38-39.

[14] 曹保利 , 焦丽 , 刘笑梅 , 等 . 大承气颗粒剂在腹腔镜全子宫切除术围术期的应用 [J]. 中国中西医结合杂志 , 2009, 29(5): 441-443.

[15] 谈瑞芬 . 术前小承气汤保留灌肠对妇科腹腔镜手术后肠功能恢复的效果观察 [J]. 世界中医药 , 2016 (B03): 741-742.

[16] 汤佳崚 , 吴佳 , 张晓清 , 等 . 生肌玉红膏治疗慢性难愈合创面的 Meta 分析 [J]. 中医临床研究 , 2021, 13(36): 101-105.

[17] 欧玲 , 杨连珠 , 彭芳 . 康复新液用于治疗复杂性创面损伤的疗效和安全性的 Meta 分析 [J]. 大理大学学报 , 2020, 5(10): 29-34.

[18] 任翠玲 , 刘青 , 刘开江 , 等 . 大黄加芒硝预防手术切口脂肪液化效果观察 [J]. 人民军医 , 2009, 52(2): 95-96.

[19] 徐立金 . 中西医结合治疗腹部手术切口愈合不良 72 例 [J]. 中国中医药现代远程教育 , 2014, 12(15): 48-49.

[20] 董翠萍，马雪莲．中药外敷加护理干预对妇科恶性肿瘤切口愈合的影响 [J]．中国中医药现代远程教育，2014, 12(5): 122.

[21] 石少凤．大黄芒硝粉外敷治疗妇产科腹部切口愈合不良 30 例 [J]．河南中医，2015, 35(4): 793-795.

[22] 王增英，张秀兰，彭金莲．龙血竭外敷治疗肿瘤术后难愈合性伤口的效果观察 [J]．护理学杂志，2010, 25(4): 50-51.

[23] 王庆，周忠明．龙血竭治疗术后伤口愈合不良的效果观察 [J]．中国医药导刊，2012, 14(6): 1095+1089.

[24] 朱丽君，曾宇晖，黄晓娟．大黄芒硝外敷在妇科恶性肿瘤患者淋巴结切除术后淋巴囊肿中的治疗效果及安全性 [J]．中国现代医生，2021, 59(7): 70-73.

[25] 黄小敏，郑昌富，林巧，等．超声引导下置管引流联合大黄芒硝外敷治疗宫颈癌术后盆腔淋巴囊肿临床研究 [J]．中国基层医药，2021, 28(2): 190-193.

[26] 侯克刚，茅菲，何姣燕，等．大黄芒硝外敷治疗宫颈癌术后盆腔淋巴囊肿的临床研究 [J]．中华中医药学刊，2020, 38(6): 109-111.

[27] 何婕．大黄芒硝外敷对盆腔淋巴结切除术后盆腔淋巴囊肿的作用研究 [J]．实用妇科内分泌电子杂志，2019, 6(17): 59-60.

[28] 郑婧，王燕，王晓黎．大黄芒硝外敷治疗妇科恶性肿瘤患者淋巴结切除术后淋巴囊肿临床研究 [J]．新中医，2018, 50(8): 157-160.

[29] 曹培勇，周丽，鲁娟，等．大黄芒硝外敷联合超声介入治疗宫颈癌术后盆腔淋巴囊肿疗效观察 [J]．现代中西医结合杂志，2017, 26(23): 2572-2574.

[30] 兰菁．大黄芒硝外敷治疗宫颈癌根治术后淋巴囊肿的临床观察 [J]．湖南中医药大学学报，2016, 36(5): 74-76.

[31] 陈华．大黄联合芒硝外敷治疗宫颈癌术后并发淋巴囊肿的疗效观察 [J]．青海医药杂志，2014, 44(7): 71-72.

[32] 李峰，邓辉. 大黄、芒硝外敷预防盆腔淋巴结清扫术后淋巴囊肿 [J]. 四川中医，2006(5): 82.

[33] 程权，王舒洁. 中医药联合化疗治疗乳腺癌术后疗效 Meta 分析 [J]. 新中医，2020, 52(13): 9-13.

[34] 陈诗嘉，孙姝，杨光静，等. 当归补血汤防治肿瘤化疗患者骨髓抑制临床疗效 Meta 分析 [J]. 亚太传统医药，2022, 18(4): 169-176.

[35] 张静，高冬冬. 扶正生髓汤对卵巢癌术后化疗减毒增效作用及机制研究 [J]. 中华中医药学刊，2019, 37(9): 2242-2245.

[36] 林琪，陈明聪，徐镇钱，等. 自拟补肾健脾方辅助治疗中晚期卵巢癌效果观察 [J]. 中国乡村医药，2017, 24(12): 48-49.

[37] 童静，李鹏飞. 贞芪扶正制剂辅助化疗治疗肿瘤疗效与安全性的 Meta 分析 [J]. 药物评价研究，2021, 44(8): 1772-1782.

[38] 唐仕敏，兰家平，王述红. 复方皂矾丸预防及治疗恶性肿瘤化疗后骨髓抑制的 meta 分析 [J]. 现代医药卫生，2016, 32(21): 3285-3288.

[39] 黄超，黎丽群，吴耀忠，等. 芪胶升白胶囊防治恶性肿瘤化疗后骨髓抑制疗效的 Meta 分析 [J]. 山东医药，2015, 55(24): 66-68.

[40] 张明妍，郑文科，杨丰文，等. 复方阿胶浆防治癌症化疗后骨髓抑制疗效和安全性的系统评价 [J]. 天津中医药，2019, 36(5): 459-465.

[41] 赵泽丰，何希瑞，张强，等. 地榆升白片治疗肿瘤化疗后引起的白细胞减少 Meta 分析 [J]. 西北药学杂志，2017, 32(5): 648-652.

[42] 杨坤. 艾愈胶囊联合 CAF 化疗方案治疗乳腺癌的临床研究 [J]. 现代药物与临床，2016, 31(12): 1980-1983.

[43] 徐胜昔，张利群，郭翔取，等. 艾愈胶囊辅助治疗乳腺癌的有效性、安全性及经济性研究 [J]. 中国医院用药评价与分析，2014, 14(9): 780-783.

[44] 肖秋菊，舒诚荣，鲁丽娟，等．艾愈胶囊联合利可君治疗恶性肿瘤化疗后白细胞减少的临床疗效观察 [J]. 中国医药科学，2021，11(10): 79-81.

[45] 罗珊，漆兰萍，李若平．生血宝颗粒剂治疗放疗、化疗所致白细胞减少症 51 例 [J]. 湖南中医杂志，1994(4): 31-32.

[46] 王文波，尹天雷．升血宝颗粒治疗化疗所致恶性肿瘤白细胞减少 60 例临床观察 [J]. 中医药导报，2011，17(5): 15-17.

[47] 黄睿，李童，李美霞，等．针刺治疗化疗后骨髓抑制的系统评价与 Meta 分析 [J]. 中国针灸，2021，41(5): 557-562.

[48] 侯超峰，杨文，范新政，等．穴位注射防治肿瘤放化疗后白细胞减少症文献 Meta 分析 [J]. 中国中医药现代远程教育，2019，17(23): 42-46.

[49] 史国军，山广志，王海荣，等．旋覆代赭汤加味防治肿瘤化疗后恶心呕吐随机对照试验的 Meta 分析 [J]. 中华肿瘤防治杂志，2011，18(23): 1881-1884.

[50] 张林英，林才志，陈漫，等．加味香砂六君子汤联合 5-HT3 受体拮抗剂类止吐药治疗肿瘤化疗呕吐的系统评价 [J]. 湖南中医杂志，2016，32(1): 147-149+152.

[51] 翟林柱，曹洋，赵媛媛，等．温胆汤合丁香柿蒂汤预防含顺铂方案化疗所致恶心呕吐临床研究 [J]. 广州中医药大学学报，2014，31(3): 343-347.

[52] 沈礼平，张卉，沈金根，等．丁香柿蒂汤加味防治化疗致延迟性呕吐 51 例临床观察 [J]. 中国中医药科技，2014，21(2): 198-199.

[53] 陈丽．丁香柿蒂汤 + 枳实导滞丸联合甲氧氯普胺足三里穴位注射治疗肿瘤化疗顽固性呃逆随机平行对照研究 [J]. 实用中医内科杂志，2014，28(3): 39-41.

[54] 文安怡，陈宇基，李非，等．加味丁香柿蒂汤合穴位注射治疗

肿瘤致顽固性呃逆的临床观察 [J]. 中国医药指南 , 2013, 11(16): 693.

[55] 徐舒 , 李洪 , 宋雨鸿 , 等 . 中药复方联合托烷司琼防治化疗后消化道反应的临床比较 [J]. 肿瘤防治研究 , 2009, 36(9): 787-790.

[56] 马紫妍 , 陈芳芳 , 程茜茜 , 等 . 灸法防治肿瘤放化疗后恶心呕吐的 Meta 分析 [J]. 中国中医药现代远程教育 , 2021, 19(17): 58-62.

[57] 苏丹 , 周晋华 , 苏双馥 . 中药穴位贴敷联合 5-HT_3 受体拮抗剂治疗化疗相关性恶心呕吐 Meta 分析 [J]. 中医药临床杂志 , 2018, 30(6): 1053-1057.

[58] 王伟 , 南亚昀 , 师弘 . 足三里穴位注射联合 5-HT3 受体拮抗剂治疗化疗相关性恶心呕吐的 Meta 分析 [J]. 按摩与康复医学 , 2020, 11(22): 10-13.

[59] 王慧 , 魏晓晨 , 朱立勤 , 等 . 黄芪桂枝五物汤预防奥沙利铂所致周围神经毒性疗效及安全性的系统评价 [J]. 国际生物医学工程杂志 , 2020, 43(1): 24-30.

[60] 吴敏华 , 陈旭烽 , 周月芬 , 等 . 益气活血法与健脾补肾法预防奥沙利铂相关神经毒性 [J]. 中华中医药学刊 , 2012, 30(1): 111-113.

[61] 包玉花 , 蔡明明 . 中药防治改良 DCF 方案化疗所致神经毒性 35 例临床观察 [J]. 江苏中医药 , 2011, 43(10): 46-47.

[62] 文汉英 , 朱创洲 . "补阳还五汤加味" 防治奥沙利铂所致外周神经毒性反应 30 例临床观察 [J]. 江苏中医药 , 2010, 42(3): 42-43.

[63] 弓晓霞 . 补阳还五汤预防奥沙利铂外周神经毒性的临床观察 [J]. 河南中医 , 2005(11): 68.

[64] 张振 , 孙亚红 , 安玉姬 , 等 . 补阳还五汤膏剂防治含紫杉醇方案化疗致外周神经毒性临床研究 [J]. 山东中医杂志 , 2017, 36(5):

383-384+389.

[65] 李崇慧，师悦，黄仁宝，等．通络蠲痹汤外洗防治化疗药物导致周围神经毒性临床观察 [J]. 辽宁中医杂志，2018, 45(4): 735-737.

[66] 潘琳，高宏，邢向荣，等．中药内外联合应用预防紫杉醇化疗所致的周围神经病变的临床观察 [J]. 内蒙古中医药，2012, 31(3): 28.

[67] 闫岩，刘海峰，吴敬．针刺治疗化疗所致周围神经病变临床研究的 Meta 分析 [J]. 江西中医药，2018, 49(6): 61-65.

[68] 黄智芬，黎汉忠，张作军，等．健脾消积汤治疗肿瘤化疗不良反应 30 例临床观察 [J]. 山东中医药大学学报，2009, 33(6): 495-497.

[69] 张宏，李国康．增髓汤减轻乳腺癌化疗患者的不良反应 [J]. 广东医学，2010, 31(4): 515-516.

[70] 冯媛．自拟中药方在防治妇科恶性肿瘤放化疗后恶心呕吐和脱发中的应用 [J]. 当代医学，2020, 26(32): 148-149.

[71] 于强，彭世军．中药联合化疗治疗晚期乳腺癌疗效及对血清 CEA、CA125、CA153 和 CA19-9 水平的影响 [J]. 现代中西医结合杂志，2019, 28(17): 1878-1881.

[72] 金成胜．鬼臼十草方治疗晚期癌症的临床观察 [J]. 现代中西医结合杂志，2009, 18(27): 3296-3297.

[73] Yu F, Li Y, Zou J, et al. The Chinese Herb Xiaoaiping Protects Against Breast Cancer Chemotherapy-induced Alopecia and Other Side Effects: A Randomized Controlled Trial [J]. *Journal of International Medical Research*, 2019, 47(6): 2607-2614.

[74] Chan K K L, Yao T J, Jones B, et al. The Use of Chinese Herbal medicine to improve quality of life in women undergoing

chemotherapy for ovarian cancer: A double-blind placebo-controlled randomized trial with immunological monitoring[J]. *Annals of Oncology*, 2011, 22(10): 2241−2249.

[75]   Wang S, Yang T, Shen A, et al.The scalp cooling therapy for hair loss in breast cancer patients undergoing chemotherapy: A systematic review and meta-analysis[J]. *Supportive Care in Cancer*, 2021, 29: 6943−6956.

[76]   Wei L I U, Xingjiang X, Lumin Q, et al. Acupoint application therapies for essential hypertension: A systematic review and Meta-analysis[J]. Journal of Traditional Chinese Medicine, 2022, 42(2).

[77]   Gao J L, Chen G, He H Q, et al. The effect of auricular therapy on blood pressure: A systematic review and meta-analysis[J]. *European Journal of Cardiovascular Nursing*, 2020, 19(1): 20−30.

[78]   马永钢 , 张立德 , 王建波 , 等 . 针刺三阴交和曲池穴对原发性高血压疗效的 Meta 分析 [J]. 临床医药实践 , 2021, 30(11): 816−821.

[79]   Wu Y, Johnson B T, Chen S, et al.Tai Ji Quan as antihypertensive lifestyle therapy: A systematic review and meta-analysis[J]. *Journal of Sport and Health Science*, 2021, 10(2): 211−221.

[80]   陈会君 , 董正 , 高媛 , 等 . 半夏白术天麻汤联合降压药治疗原发性高血压有效性的 Meta 分析 [J]. 中药药理与临床 , 2022, 38(03): 155−162+52.

[81]   袁晶 , 焦福智 , 刘欣 , 等 . 天麻钩藤饮治疗 H 型高血压的 Meta 分析 [J]. 世界中医药 , 2021, 16(14): 2129−2137.

[82]   季昭臣 , 林姗姗 , 胡海殷 , 等 . 口服中成药联合常规西药治疗高血压病临床疗效与安全性的网状 Meta 分析 [J]. 中国中药杂志 , 2022, 47(7): 1955−1988.

[83] Chen Z, Shi Q, Tan L, et al. Traditional Chinese Patent Medicine for Primary Hypertension: A Bayesian Network Meta - Analysis[J]. *Evidence-Based Complementary and Alternative Medicine*, 2020, 2020(1): 6701272.

[84] 袁慧，张大武，郑源，等.清肝降压胶囊治疗原发性高血压有效性和安全性的 Meta 分析 [J].中西医结合心脑血管病杂志，2021, 19(20): 3455-3460.

[85] 吕辉.自拟仙草方对卡培他滨化疗所致手足综合征自觉症状改善的疗效和护理观察 [J].四川中医，2018, 36(9): 209-212.

[86] 刘可期，孙畋，许香贵，等.加味泻心汤合紫草橄榄油外用防治卡培他滨相关性手足综合征 80 例临床观察 [J].四川中医，2018, 36(9): 119-121.

[87] 陈州华，周胜涟，徐婪，等.手足浸泡方治疗手足综合征临床研究 [J].河南中医，2017, 37(4): 703-705.

[88] 张晓迪，陈嘉璐，高静东.温经化瘀方外治化疗相关性手足综合征的临床观察 [J].浙江中医药大学学报，2017, 41(2): 142-145.

[89] 周胜涟，陈州华，徐婪，等.芪归通络汤防治化疗后手足综合征的临床研究 [J].湖南中医杂志，2016, 32(9): 11-14.

[90] 刘健美，黄静.中药熏洗治疗希罗达所致手足综合征 30 例疗效观察 [J].湖南中医杂志，2016, 32(3): 129-131.

[91] 应海峰，郭元彪，郑岚，等.五味宣痹汤早期干预防治卡培他滨所致手足综合征的临床观察 [J].辽宁中医药大学学报，2014, 16(10): 108-110.

[92] 娄彦妮，陈信义，田爱平，等.通络活血法外用治疗化疗性手足综合征临床研究 [J].辽宁中医药大学学报，2013, 15(4): 68-70.

[93] 朱孝娟，李杰.参草手足润肤膏治疗手足综合征随机双盲对照试验临床观察 [J].中华中医药杂志，2019, 34(8): 3825-3828.

[94] 冯海燕 . 康复新液在护理皮肤皲裂中的疗效观察 [J]. 解放军护理杂志 , 2004, 21(11): 5-5.

[95] 赖景春 . 康复新液联合维生素 B_6 治疗化疗相关性手足综合征临床观察 [J]. 辽宁中医药大学学报 , 2011, 13(5): 179-180.

[96] 陈丽霞 , 闫峰 . 雷火灸联合维生素 B_6 治疗卡培他滨化疗所致手足综合征的临床研究 [J]. 山东中医药大学学报 , 2020, 44(6): 674-678.

[97] 韦炜 , 黄波 , 黎志远 , 等 . 督脉灸联合中药泡洗对卡培他滨相关性手足综合征的防治作用 [J]. 河北中医 , 2021, 43(3): 423-425+429.

[98] 吴晓晴 , 常磊 , 卢雯平 . 益气活血解毒方调控 IL-6 对铂耐药卵巢癌患者巨噬细胞表型的影响 [J]. 北京中医药大学学报 , 2022, 45(2): 208-216.

[99] 李成斐 , 朱萍 , 于佳 , 等 . 益气活血解毒方联合化疗治疗晚期卵巢癌疗效及对患者免疫通路相关靶基因的影响 [J]. 陕西中医 , 2021, 42(8): 1072-1075+1079.

[100] 袁慧 , 郭翠琴 , 武芳 . 益气活血解毒散结法对晚期卵巢癌患者无复发生存时间 、生活质量及免疫功能的影响 [J]. 现代中西医结合杂志 , 2019, 28(8): 883-886.

[101] 陈聪博 , 陈星余 . 益气活血解毒方对晚期卵巢癌患者免疫功能及生活质量的影响 [J]. 中国老年学杂志 , 2017, 37(13): 3242-3244.

[102] 裴霞 , 杜业勤 , 刘开江 . 理冲汤加减方联合化疗治疗晚期卵巢癌的临床研究 [J]. 辽宁中医杂志 , 2011, 38(5): 920-922.

[103] Yifan L, Juan L, Bifa F, et al. Efficacy and safety of Yiqi Huoxue Jiedu decoction for the treatment of advanced epithelial ovarian cancer patients: A double-blind randomized controlled clinical

trial[J]. *Journal of Traditional Chinese Medicine*, 2020, 40(1).

[104] 黄相艳 . 桂枝茯苓丸加减配合西药治疗晚期卵巢癌患者临床疗效 [J]. 陕西中医 , 2017, 38(5): 643-645.

[105] 谭敏 . 桂枝茯苓丸辅助化疗治疗卵巢癌患者 28 例临床观察 [J]. 肿瘤药学 , 2011, 1(6): 520-523.

[106] 王芳芳 , 李益萍 , 蒲腾达 , 等 . 桂枝茯苓汤对卵巢癌术后患者外周血 T 淋巴细胞亚群、血清肿瘤标志物及凝血水平变化的影响 [J]. 世界中医药 , 2019, 14(8): 2067-2072.

[107] 陈双凤 , 吉亚南 . 温阳活血方对卵巢癌患者免疫指标及炎性因子的影响 [J]. 陕西中医 , 2021, 42(10): 1371-1374.

[108] 黄伟娟 , 高雁荣 , 焦智民 . 温阳益气健脾汤联合化疗对晚期卵巢癌患者疗效及免疫功能、血清 HE4、CA125 水平的影响 [J]. 新中医 , 2022, 54(9): 139-142.

[109] 方莹 , 邢伟 , 王武亮 . 温阳益气健脾汤剂结合化疗对晚期卵巢癌患者免疫功能及血清 HE4、CA125 水平的影响 [J]. 中华中医药杂志 , 2019, 34(6): 2819-2822.

[110] 高嫱 , 张晓炜 . 自拟温阳健脾饮辅助腹腔热灌注化疗方案治疗晚期卵巢癌继发腹腔积液疗效观察 [J]. 现代中西医结合杂志 , 2017, 26(23): 2579-2581.

[111] 戴丽琴 , 丁青 , 刘华 . 真武汤联合紫杉醇腹腔热灌注化疗治疗中晚期上皮性卵巢癌合并腹腔积液的临床研究 [J]. 中医药导报 , 2016, 22(4): 37-38+41.

[112] 杨中 , 徐咏梅 , 唐武军 , 等 . 真武汤联合腹腔热化疗治疗晚期卵巢癌腹水 [J]. 中国实验方剂学杂志 , 2010, 16(16): 195-197.

[113] 杨闻君 , 糜晓梅 . 复方大七气汤联合 TC 方案治疗晚期卵巢癌疗效及对患者血清 B7-H4、HE4 水平的影响分析 [J]. 四川中医 , 2021, 39(8): 153-156.

[114] 陈蓉，刘亚红，兰楠，等．中西医结合治疗卵巢癌疗效观察 [J]. 实用中医药杂志，2016, 32(6): 561.

[115] 田静，刘乐佳，王莉．复方斑蝥胶囊联合 DP 方案治疗晚期卵巢癌的疗效观察 [J]. 现代药物与临床，2018, 33(8): 2050-2054.

[116] 黄相艳．口服依托泊苷联合复方斑蝥姑息性治疗多次复发卵巢癌疗效观察 [J]. 北方药学，2017, 14(3): 30-31.

[117] 刘嘉琦，郑毅，杨阳，等．索拉菲尼联合复方斑蝥胶囊对卵巢癌治疗的临床研究 [J]. 中医药学报，2011, 39(6): 74-76.

[118] 程细云，易琰斐，申昌梅，等．西黄丸联合 TP 化疗方案对晚期卵巢癌患者肿瘤标志物及 Th1/Th2 细胞因子的影响 [J]. 中国医学创新，2021, 18(36): 76-80.

[119] 管艳芹，刘建群，吴秀芳．西黄丸联合 TP 方案治疗晚期卵巢癌术后疗效及免疫功能的影响 [J]. 河北医药，2015, 37(22): 3429-3431.

[120] 王博龙，刘志强，邹盛勤．中药注射液联合化疗药物治疗卵巢癌的网状 Meta 分析 [J]. 中药新药与临床药理，2019, 30(1): 123-130.

[121] 周炜杰．参芪扶正注射液辅助治疗卵巢癌的疗效及安全性 Meta 分析 [J]. 临床合理用药杂志，2020, 13(8): 15-17.

[122] 冯烨，王薇，张燕，等．人参养荣汤改善化疗患者疲乏 70 例随机对照研究 [J]. 中国中医基础医学杂志，2014, 20(6): 798-800.

[123] 孙红，李占东，王薇，等．人参养荣汤改善化疗患者疲乏的随机对照研究 [J]. 中国中医基础医学杂志，2010, 16(2): 155-157.

[124] 李明．人参养荣汤结合 TE 化疗方案对乳腺癌晚期患者疗效观察 [J]. 陕西中医，2017, 38(5): 609-611.

[125] 谢燕华，李琳婵，苗文红，等．补中益气汤对晚期胃癌患者癌因性疲乏及生存质量的影响 [J]. 检验医学与临床，2020, 17(23):

3455-3458.

[126] 宁博彪, 李宝花, 郝淑兰, 等. 加味补中益气汤治疗非小细胞肺癌术后脾气虚弱型癌因性疲乏的临床研究 [J]. 时珍国医国药, 2020, 31(11): 2685-2688.

[127] 林振荣, 潘萍. 补中益气汤治疗癌因性疲乏的临床观察 [J]. 光明中医, 2018, 33(14): 2039-2041.

[128] 刘永叶, 韩涛, 张双鹤, 等. 补中益气汤治疗晚期肿瘤患者癌因性疲乏的临床观察 [J]. 临床误诊误治, 2016, 29(S1): 88-91.

[129] 于建华, 江正龙, 王宁军, 等. 补中益气汤改善癌因性疲乏 [J]. 吉林中医药, 2019, 39(7): 886-889.

[130] 顾叶春, 许虹波, 姜阳贵, 等. 参芪扶正注射液治疗癌因性疲乏的临床疗效观察 [J]. 中国中西医结合杂志, 2009, 29(4): 363-365.

[131] 刘志勇, 周建伟, 潘龙赐, 等. 参芪扶正注射液联合甲地孕酮改善晚期恶性肿瘤患者癌因性疲乏的临床研究 [J]. 临床和实验医学杂志, 2016, 15(3): 216-219.

[132] 郭慧茹, 刘苓霜, 孙建立, 等. 参芪扶正注射液治疗晚期肺癌患者癌因性疲乏的临床疗效及生活质量评价 [J]. 川北医学院学报, 2017, 32(2): 163-166.

[133] 罗建兵, 何帆舟, 陈辉杏, 等. 参芪扶正注射液治疗消化道癌及肺癌癌因性疲乏临床疗效观察 [J]. 中国实用医药, 2019, 14(12): 3-5.

[134] 陈聪. 参芪扶正注射液对胃癌术后患者癌因性疲乏及代谢状态的影响 [J]. 新中医, 2019, 51(10): 224-226.

[135] 李倩, 李倩雯. 参芪扶正注射液联合糖皮质激素治疗恶性黑色素瘤化疗后癌因性疲乏的疗效及对免疫功能的影响 [J]. 湖北中医药大学学报, 2020, 22(2): 84-86.

[136] 单丹妮，姜雪滨，宋芳华，等．观察康艾注射液治疗肺癌化疗后癌因性疲乏的临床效果 [J]. 中国现代药物应用，2020, 14(2): 128-129.

[137] 王俊，卢宏达．康艾注射液联合化疗治疗非小细胞肺癌患者癌因性疲乏临床研究 [J]. 湖北中医杂志，2015, 37(5): 5-6.

[138] 欧宝权，杜联江．康艾注射液在肺癌化疗后癌因性疲乏中的应用效果 [J]. 陕西中医，2016, 37(7): 846-847.

[139] 王新亭，陈欣菊，王莉姣，等．康艾注射液治疗癌因性疲乏的临床观察 [J]. 云南中医中药杂志，2021, 42(3): 28-31.

[140] 史芳．康艾注射液治疗肺癌化疗后癌因性疲乏的临床效果 [J]. 医疗装备，2017, 30(21): 134-135.

[141] 张燕，杨树利，张红蕊，等．康艾注射液治疗肺癌化疗后癌因性疲乏临床研究 [J]. 亚太传统医药，2017, 13(7): 143-144.

[142] 梁健，许东升，韦祎．参麦注射液治疗癌因性疲乏 86 例 [J]. 中国实验方剂学杂志，2012, 18(17): 279-281.

[143] 吴晶，徐艳，蒋志红，等．参麦注射液配合西药治疗肺癌及对癌因性疲乏的影响 [J]. 陕西中医，2014, 35(10): 1358-1359.

[144] 张慧，黄华，范万里．参麦注射液联合吉西他滨与顺铂对肺癌患者癌因性疲乏的影响 [J]. 中国肿瘤临床与康复，2018, 25(10): 1172-1174.

[145] Tan J Y B, Wang T, Kirshbaum M N, et al. Acupoint stimulation for cancer-related fatigue: A quantitative synthesis of randomised controlled trials [J]. *Complementary Therapies in Clinical Practice*, 2021, 45: 101490.

[146] 余婷，刘杰，杨兵，等．灸法治疗癌因性疲乏临床疗效的荟萃分析 [J]. 世界科学技术－中医药现代化，2020, 22(12): 4175-4184.

[147] Han Q, Yang L, Huang S Y, et al. Effectiveness of auricular point therapy for cancer-related fatigue: A systematic review and meta-analysis[J]. *Journal of Advanced Nursing*, 2020, 76(8): 1924−1935.

[148] 中华医学会，中华医学会杂志社，中华医学会全科医学分会，中华医学会精神医学分会焦虑障碍协作组，中华医学会《中华全科医师杂志》编辑委员会，神经系统疾病基层诊疗指南编写专家组.广泛性焦虑障碍基层诊疗指南 (2021 年)[J]. 中华全科医师杂志 , 2021, 20(12): 1232−1241.

[149] Liu C L, Liu L, Zhang Y, et al. Prevalence and its associated psychological variables of symptoms of depression and anxiety among ovarian cancer patients in China: A cross-sectional study [J]. *Health and quality of life outcomes*, 2017, 15: 1−11.

[150] 郑娟 . 中医调护对卵巢癌化疗患者的影响 [J]. 内蒙古中医药 , 2014, 33(29): 142−143.

[151] 李唯媛 . 中医调护联合有氧运动干预对卵巢癌患者化疗间歇期的影响 [J]. 临床研究 , 2019, 27(7): 186−188.

[152] 倪晓梅 , 葛丽娜 . 综合干预对卵巢癌术后化学治疗间歇期患者情绪、应对方式和生存质量的影响 [J]. 新医学 , 2019, 50(3): 192−196.

[153] 杨梦琪 , 杨红 , 钱麟 . 新益气养阴方联合化疗治疗妇科恶性肿瘤术后患者的临床观察 [J]. 上海中医药杂志 , 2020, 54(S1): 25−28.

[154] 陈玲玲 , 陈捷 . 抑瘤汤联合化疗对气虚血瘀型卵巢癌术后患者生活质量影响的研究 [J]. 中国妇幼健康研究 , 2016, 27(S1): 395−396.

[155] 徐粤 . 中药结合 TP 化疗方案对晚期卵巢癌患者生存质量的影响 [J]. 中国医药导刊 , 2016,18(11): 1144−1145.

相　关　图　书　推　荐

乳腺癌中西医结合诊疗指南

主编　卢雯平　马　飞

定价　38.00 元

　　集合国内乳腺癌领域的专家学者智慧，遵循循证医学原则，融合中西医诊疗精华，确保内容的专业性，是乳腺癌治疗领域的重要参考资料。

　　全面介绍了乳腺癌的现代医学诊断与治疗手段，并结合中医理论，为乳腺癌急病期及随访期的中医管理提供了标准化处理策略，为临床医师提供了全面、实用的治疗指导，旨在提升乳腺癌的临床治疗效果。

　　内容丰富、结构严谨，是乳腺癌治疗领域的重要工具书，为各等级医院肿瘤科专业的中医（中西医结合）执业医师及西医临床执业医师提供了规范化的诊疗参考，弥补了指导性文件的空缺，有利于促进与国际学术发展接轨，让乳腺癌患者获得更科学、更规范的治疗方案。

出版社官方微店